AF336836

L'OPÉRATION CÉSARIENNE

AUX ÉTATS-UNIS

ÉTUDE ANALYTIQUE DE 100 OBSERVATIONS

TRADUIT ET ANNOTÉ PAR

Le Docteur G. EUSTACHE,

Professeur de clinique chirurgicale à la Faculté libre de Médecine de Lille,
Chirurgien en chef de l'hôpital Sainte-Eugénie.
Ancien professeur agrégé à la Faculté de Médecine de Montpellier, etc.

Extrait des ARCHIVES DE TOCOLOGIE.

PARIS

V. A. DELAHAYE ET Cie, LIBRAIRES-ÉDITEURS.

Place de l'Ecole-de-Médecine.

1879

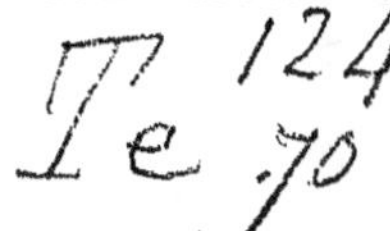
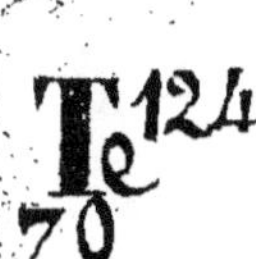

L'OPÉRATION CÉSARIENNE

AUX ÉTATS-UNIS

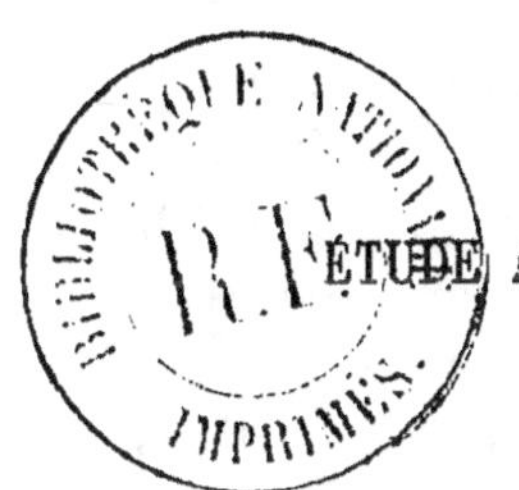

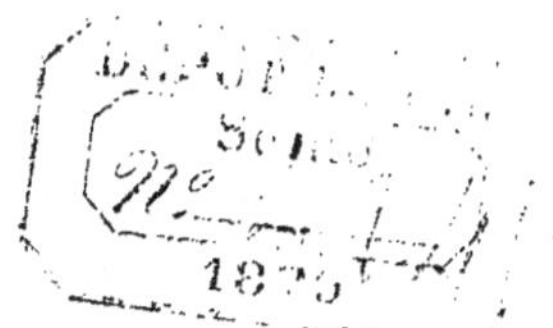

ÉTUDE ANALYTIQUE DE 100 OBSERVATIONS

(DE 1822 à 1878)

Les statistiques, je le sais, ne peuvent avoir qu'une valeur relative, car elles réunissent toute une série de faits qui n'ont entre eux que des relations plus ou moins éloignées et plus ou moins dissemblables : elles ne sauraient donc fournir une solution indiscutable de tous les cas. Mais elles n'en ont pas moins une réelle importance, et il importe, à notre avis comme à celui de tous nos contemporains, que le champ de la statistique aille en s'étendant de plus en plus, et qu'il comprenne autant que possible tous les faits de même nature, afin d'arriver ainsi à l'établissement d'une loi générale, qui n'exclura sans doute pas de nombreuses exceptions. Tout le monde connaît les travaux herculéens de nos statisticiens modernes en démographie, et les résultats éminemment utiles qui en ont été déduits.

En médecine et en chirurgie, ces résultats sont moindres sans doute, car les éléments de comparaison sont infiniment variables : certaines questions de pratique médicale et chirurgicale en ont pourtant retiré et en retireront de singuliers avantages : l'une de ces questions, qui peut et doit peut-être se résoudre par la statistique, est sans contredit celle de l'*opération césarienne*. Telle est la raison qui m'a décidé à faire connaître au public médical français le travail à la fois statistique et critique du Dr Harris, de Philadelphie. Ce travail porte sur 100 observations, relevées par l'auteur dans les diverses publications américaines ou obtenues par correspondance ; la plupart de ces faits sont ignorés dans notre pays, et c'est en réalité une statistique nouvelle qui vient s'ajouter à celles de Baudelocque, de Dubois, de Stoltz, de Kayser, de Murphy, de West, de Churchill, de Guéniot, etc.

Déjà notre attention avait été appelée sur ce sujet par deux travaux du même auteur, publiés dans l'*American journal of the medical sciences* (avril et juillet 1878) et qui étaient basés sur 89 cas. Mais, le Dr Harris nous promettant à cette époque d'élargir son travail et de nous en donner une étude analytique, nous avons attendu cette étude complémentaire qui a paru dans le même journal (numéro de janvier 1879) et qui est celle dont nous donnons la traduction : toutefois nous emprunterons au travail de 1878 le tableau récapitulatif des 89 premiers cas recueillis par l'auteur, et auquel correspondent les désignations numériques contenues dans son dernier mémoire.

Un mot pour terminer, avant de donner la parole à notre auteur. A nous qui croyons fermement que la vie de l'enfant mérite tout autant de respect et de considération que la vie de la mère ; à nous qui conséquemment jugeons que l'opération cérarienne, qui sauvegarde la vie des deux êtres qui nous sont confiés, doit être l'opération de préférence et d'élection ; à nous qui hésiterions et reculerions même devant le sacrifice de propos délibéré de l'enfant, quand une autre voie du salut nous est ouverte, il ne nous déplaît pas de faire connaître un travail qui est basé exclusivement sur la statistique, qui repose uniquement sur les faits, et où les mots de *religion*, de *conscience* et de *devoir* ne sont pas même prononcés, et n'ont jamais été les mobiles de la conduite des opérateurs. Que si, malgré ces conditions, la conclusion est la même de part et d'autres, et si l'opération césarienne de par la statistique reste l'opération d'élection, combien s'en trouvera affermie l'opinion des médecins qui font entrer en ligne de compte les notions supérieures précédemment mentionnées !   G. E.

Pendant les dix années qui viennent de s'écouler, j'ai recherché avec soin tous les cas d'opération césarienne pratiquée aux États-Unis et je crois avoir suffisamment étendu ma statistique pour pouvoir en déduire des leçons de quelque valeur pour les chirurgiens qui vondront s'éclairer, et améliorer leur pratique pour le plus grand bien de l'humanité souffrante. Je me suis borné à l'analyse de 100 observations, quoique j'en aie recueilli quelques-unes de plus : de cette façon les proportions seront plus faciles à établir, se rapportant toutes à n pour 100. La plupart de ces faits ont été rapportés dans les diverses publications américaines ; un grand nombre pourtant (43 p. 100) m'ont été communiqués par correspondance : ce faisant, j'ai augmenté le nombre de cas défavorables, mais j'ai pu en même temps accroître l'étendue de nos connaissances sur les causes de la non-réussite de l'opération. Un premier résultat que je déplore, c'est de voir l'augmentation effrayante de la mortalité de l'opération césarienne pendant ces dix dernières années : j'en chercherai plus loin les raisons déterminantes.

Dans l'étude analytique des diverses observations que j'ai réunies, il m'a paru utile de séparer l'opération elle-même de ses résultats : ne mettant sur le compte de l'opération que ce dont elle est légitimement responsable, et accordant la plus large place à l'examen des dangers qu'ont fait naître les délais, les erreurs, etc., cause habituelle des insuccès.

L'opération de la gastro-hystérotomie (*alias* opération césarienne) est dangereuse par elle-même, mais non pas autant que semblerait l'indiquer l'examen surperficiel de notre statistique. Pour apprécier sainement cette question, nous avons trois points importants à considérer, à savoir :

1° Quel est le réel danger de l'opération, en tenant un compte équitable des conditions antérieures de la femme, du temps qu'elle a passé en travail, et de l'état physique de l'enfant ?

2° Quel est le degré de mortalité qu'il faut attribuer à l'état physique de la femme au moment de l'opération, aux tentatives infructueuses pour amener la délivrance à travers un bassin infranchissable, et au temps ainsi perdu ?

3° Quelle est la somme de mortalité liée directement à l'incision de l'utérus sur une femme épuisée ? On sait que cet organe surmené et fatigué perd ses propriétés anatomiques et physiologiques : sa couleur et sa consistance peuvent changer, et surtout sa propriété contractile peut disparaître.

En effet, dans quelques opérations césariennes, l'utérus a été trouvé épaissi, dans d'autres aminci : sa teinte normale était parfois remplacée par une couleur chocolat; enfin on l'a vu dans quelques circonstances dans un état voisin de la putréfaction.

Quels sont les changements qu'amène ordinairement un travail prolongé? C'est ce qu'il est difficile de déterminer en l'absence de nombreuses observations microscopiques : mais je n'en suis pas moins convaincu que ces changements n'aient beaucoup à voir dans les résultats de l'opération, qui sont d'autant moins heureux que le délai a été plus considérable. C'est en effet une grande erreur de croire que le plus grand danger consiste dans l'ouverture de la cavité abdominale.

Celle-ci est pratiquée dans une foule d'opérations chirurgicales où la mortalité est comparativement restreinte : pourquoi serait-elle plus dangereuse chez la femme enceinte? L'ovariotomie peut être pratiquée avec succès, quand il existe un fœtus dans la matrice; beaucoup de cas de laparotomie, quand l'utérus était rompu, se sont terminés par la guérison! A quoi donc serait dû le danger de l'opération césarienne retardée, si ce n'est à l'état même de l'utérus, modifié profondément dans sa structure par un travail excessif, et chez une femme entièrement épuisée? La portée de cette observation ressortira bien davantage, quand nous examinerons les notes que nous avons recueillies sur les femmes naines.

I. — Conditions physiques de la femme.

Les conditions physiques de la femme qui va être opérée doivent être examinées sous deux aspects :

1° Quelles étaient-elles avant le commencement du travail ?

2° Quelles sont-elles au moment où l'opération va être faite?

En effet, le cas peut avoir été rendu défavorable par l'existence d'une maladie antérieure, déformant ou rapetissant le corps ; par quelque maladie de date récente ou plus ou moins ancienne qui compromet grandement la vie à elle seule ; ou bien encore la situation a été aggravée par de vaines tentatives de délivrance, ou par un retard déplorable, qu'il provienne de la femme, de l'accoucheur ou du chirurgien appelé à instrumenter.

A. — *Femmes naines* (19 observations).

Sur ces 19 cas, 16 avaient été rachitiques dès l'enfance ; 1 avait une exostose du sacrum, 1 était atteinte simultanément de lordose et d'ankylose de la cuisse droite qui était fléchie à angle droit sur le bassin ; la dernière enfin appartenait entièrement à la famille des *naines*. Elles variaient en taille de 3 pieds à 4 pieds 8 pouces, et pesaient entre 65 et 115 livres. On croirait assurément qu'elles auraient dû être des sujets défavorables pour une si grave opération ; mais il n'en a pas été ainsi : toutefois on peut déduire de ces chiffres une première conséquence.

Les naines, rachitiques et autres, n'offrent pas une résistance vitale très-considérable ; et pourtant le cinquième environ des opérations césariennes est pratiqué sur des femmes de cette catégorie ; on comprend dès lors combien il importe de ne pas diminuer leur force de résistance par des délais exagérés, par des tentatives inutiles de version et de crâniotomie, car alors les cas seront presque fatalement mortels. Il ne saurait être difficile dans ces cas de déterminer le degré de rétrécissement, avec une exactitude suffisante tout au moins pour décider si l'opération césarienne doit être pratiquée.

Parry, suivant des recherches confirmées par les miennes propres, a montré que la crâniotomie a rarement un avantage, partiel en sauvant la mère, sur la gastro-hystérotomie, dès que le diamètre antéro-postérieur du détroit supérieur du bassin n'atteint pas 2 pouces et demi (7 cent.). Il est donc très-important de prendre une prompte décision dans ces cas, avant que les forces de la femme soient épuisées, le fœtus perdu ou détruit, et le cas absolument impropre à une opération.

Qu'une naine, même de très-petite stature, puisse supporter avec succès l'opération césarienne, nous en avons la preuve dans le cas d'Ernestine Lebert, de Brest, opérée par le D^r Ch. Mayer le 30 mai 1874, et dont l'observation a été publiée dans les *Archives de Tocologie* (1874). Elle atteignait à peine 92 cent., le diamètre antéro-postérieur n'avait que 3 centimètres à peine ; le travail avait commencé le matin ; l'opération fut faite à 3 heures de l'après-midi par les Drs Mayer et Delattre : la mère et l'enfant furent sauvés. Une pareille promptitude devrait bien être imitée par les chirurgiens américains (et européens aussi).

Le diamètre antéro-postérieur du détroit supérieur du bassin a été noté dans 14 cas : une fois il excédait 0^{m}05 ; 10 fois il variait entre 2 et 4 centimètres. Il semblerait naturel que, dans des circonstances pareilles, une décision rapide ait dû être prise ; mais il n'en est rien. En effet, 8 sur 19 opérations peuvent être justement considérées comme faites à temps (*timely*), et ces huit opérations ont sauvé la vie à 5 femmes et 6 enfants, et encore tous les enfants avaient été extraits vivants du sein de leur mère.

Ainsi 8 furent opérées moins de 24 heures après le commencement du travail : 5 guérirent et 6 enfants furent sauvés ; les trois femmes mortes étaient toutes d'une petitesse extrême, à savoir :

Nº 5. 3 pieds 6 pouces. Blanche. Diamètre antéro-postérieur, 1 pouce 1/4; restée en travail pendant dix-huit heures, mais très-épuisée au moment de l'opération. L'enfant était très-volumineux et vécut.

Nº 14. 3 pieds 6 pouces 1/2. Blanche. Diamètre, 0 p. 5/8. Marchant avec des béquilles depuis l'enfance. En travail depuis huit ou neuf heures, mais complétement épuisée ; morte de péritonite survenue à la suite de l'issue des lochies dans l'abdomen, en moins de vingt heures.

Nº 19. 3 pieds 6 p. 1/2. Blanche. Diamètre, 2 p. Opération précoce. Elle mourut de métro-péritonite en cinq jours. L'enfant vécut.

Onze femmes furent opérées les 2ᵉ, 3ᵉ et 4ᵉ jour du travail :

4 au 2ᵉ jour. — 1 femme et 2 enfants sauvés.

4 au 3ᵉ jour. — 1 enfant sauvé.

3 au 4ᵉ jour. — 1 enfant sauvé.

En vue de ce fait qu'*une* femme seulement fut sauvée sur *onze* qui furent opérées après le premier jour du travail, il nous paraît utile de rappeler les causes qui ont amené un résultat si défavorable, comparé à celui des cas où l'opération avait été pratiquée plus hâtivement (voir le tableau récapitulatif annexé au présent travail).

Nº 2. Blanche. 4 p. 1/2. Diamètre, 1 p. 3/4. Trois jours et demi de travail accoucheuse) ; enfant mort. Fièvre avant l'opération ; morte de péritonite au quatrième jour.

Nº 6. Blanche. 3 pieds 6 p. Diamètre, 1 p. 1/2. Cinquante heures de travail. Très-épuisée ; enfant mort. La femme mourut d'épuisement en quatre heures.

Nº 7. Négresse. 3 pieds 6 p. Diamètre 1p. 1/2. Quatre jours de travai La crâniotomie fut essayée inutilement. L'instrument blessa à trois reprises le promontoire du sacrum après avoir traversé le rectum. La femme mourut au sixième jour de la blessure du rectum. L'enfant vécut et prospéra.

Nº 10. Négresse. Diamètre, 1 p. 1/4. Epoque du travail non notée. L'enfant vécut jusqu'au vingtième jour. La femme allait bien quand, le quatrième jour, elle mourut à la suite d'une indigestion de pudding.

Nº 11. Blanche. 3 pieds et demi. Diamètre 1 p. 1/4. Travail, quarante-deux heures. La crâniotomie fut essayée et continuée pendant trois heures. La femme était complétement épuisée ; elle mourut de péritonite en soixante-trois heures.

Nº 13. Négresse. 3 pieds 5 p. Grossesse de 5 mois. En travail depuis deux jours à la suite d'une violente attaque de dysentérie suivie de péritonite. La femme avait déjà subi l'opération césarienne après un travail de quatre heures et demie seulement. L'enfant avait été sauvé. Une nouvelle opération fut faite ; la mort survint au bout de cinq jours par suite de l'entéropéritonite préexistante.

N° 15. Blanche. En travail depuis trois jours, dont deux sous la surveillance d'une accoucheuse. Essais de crâniotomie. Opération césarienne consécutive. Morte de péritonite soixante-douze heures après.

N° 16. Blanche. 3 pieds. Diamètre, 3 p. Difformité de la colonne vertébrale ; présentation du siége. Tentatives infructueuses de version et d'extraction avec le crochet mousse. Opération au troisième jour. L'enfant fu sauvé ; la mère mourut d'épuisement au bout de cinquante et une heures.

N° 17. Blanche, Irlandaise. 4 pieds. Diamètre, 1 p. 1/2. Avait refusé l'accouchement prématuré. En travail depuis trois jours sous la direction d'une accoucheuse qui lui administra l'ergot à haute dose (120 puls.) avant l'opération. Inertie de l'utérus et hémorrhagie après la section. On ne fit pas de suture à l'utérus. Morte en huit heures, probablement par hémorrhagie. Enfant mort.

N° 18. Blanche. 3 pieds 1 p. 1/2. Robuste, pesant 115 livres. Diamètre, 7/8 p. Sous la surveillance de deux accoucheurs depuis la neuvième heure du travail, mais opérée seulement à la trente-huitième heure. Membranes intactes. La mère et l'enfant furent sauvés. Avec un pareil rétrécissement, l'opération césarienne seule était praticable, et on ne saurait excuser les retards des accoucheurs ; car, outre son excessive petitesse, elle avait encore une exostose du sacrum qui barrait entièrement le passage.

Une simple remarque : sur 23 naines qui ont subi l'opération césarienne dans l'Amérique du Nord, et dont nous avons l'observation, 18 sont blanches et 5 noires, quoique la déformation rachitique du bassin soit prédominante parmi la population esclave de quelques localités du Sud, principalement en Louisiane.

En examinant avec soin notre collection des faits d'opération césarienne pratiquée sur des naines en Amérique, nous voyons très-clairement les *avantages incontestables d'une intervention chirurgicale hâtive, et les dangers non moins incontestables d'une intervention retardée.* Une naine, bien portante, sera sauvée par la section césarienne, si nous opérons hâtivement, très-hâtivement même. Donnons-lui cet espoir, et dans l'immense majorité des cas, elle acceptera et demandera même l'opération.

Au contraire, si nous retardons, si nous avons recours à d'inutiles tentatives et si la femme est épuisée au moment de l'opération, nous voyons alors la mort survenir presque fatalement à la suite du « choc », de l'épuisement, de la péritonite et de la septicémie. Il y a certainement une connexion intime entre les conditions de la malade, le moment de l'opération et le résultat obtenu, de sorte que, en analysant d'avance ces divers éléments, on peut prévoir à coup sûr le résultat qui va s'ensuivre.

Naine, nº 12. A été opérée il y a dix-sept ans, après deux heures de travail, par le Dʳ Barnes, du comté de Nortampton. Déjà la femme était épuisée au bout d'un court espace de temps. Vingt-quatre heures de retard et elle devait mourir.

Naine, nº 16. Etait de la taille de celle du Dʳ Mayer, de Brest, déjà rapportée. Elle aurait été certainement sauvée si l'on eût agi avec la même promptitude ; toutefois, le bassin étant un peu plus large, on espéra pouvoir terminer l'accouchement à travers les voies naturelles ; quand la gastro-hystérotomie fut faite, il était trop tard.

Si quelquefois on peut se prévaloir de cette excuse pour expliquer le retard apporté dans l'intervention chirurgicale, il n'en saurait être de même dans beaucoup d'autre cas. Ainsi le Dʳ R. Barnes, de Londres, rapporte un cas dans lequel l'accouchement ne pouvait être absolument terminé que par l'opération césarienne, et où celle-ci fut retardée de telle façon que la mort s'ensuivit en quelques heures. Aux Etats-Unis, beaucoup de résultats déplorables sont dus à cette fatale croyance qu'il faut attendre quand même.

Les femmes rachitiques appartiennent généralement aux classes inférieures de la société : il en résulte que le plus souvent elles se confient à des accoucheuses ou à des accoucheurs qui ne valent pas davantage. On retarde ainsi, souvent même sans savoir pourquoi l'accouchement ne se fait pas, jusqu'à ce que, la situation s'aggravant, la patiente, ses assistants et ses amis prennent peur, et réclament une consultation d'un accoucheur plus habile, d'un chirurgien et, finalement de tous les médecins de la localité. Les accoucheurs consultés essaient à leur tour divers expédients, et perdent ainsi un temps précieux, jusqu'au moment où la section césarienne est déclarée inévitable. Mais la patiente est tellement épuisée, tellement faible, que la mort doit fatalement s'ensuivre au bout de peu d'heures ou de peu de jours !

Et alors une clameur générale s'élève : *L'opération césarienne est une opération mortelle ! C'est un espoir perdu (forlown hope) ; une tentative de la dernière heure et du dernier ressort, c'est la plus dangereuse opération de la chirurgie,* etc. En effet, la plupart des praticiens à qui j'avais demandé des détails sur leurs opérations m'écrivent presque invariablement : « Le cas était désespéré au moment où je fus appelé, on avait trop attendu : si j'avais été appelé plus tôt, la femme aurait été certainement sauvée. » (1).

Un chirurgien soigneux connaît toute l'importance d'avoir une malade dans de bonnes conditions au moment de l'opérer. Il sera souvent des semaines entières à préparer le cas, car, en agissant ainsi, il assure presque le succès. En effet, la gravité d'une opération ne saurait être exactement mesurée par le degré de mortalité qui la suit : ce degré étant surtout dépendant des conditions spéciales où l'on opère. La trachéotomie n'est pas dangereuse par elle-même, et pourtant la mort l'accompagne plus souvent encore que l'opération césarienne; il en est de même de plusieurs autres opérations. Pour bien juger la question, on devrait la poser de la façon suivante : Quelle est la véritable mortalité de l'opération césarienne, dans le cas où elle a été pratiquée dans de bonnes conditions ?

B. — *Race africaine.*

La question de race a-t-elle quelque influence sur la mortalité de la gastro-hystérotomie aux Etats-Unis? Il semblerait, à l'examen de mes tableaux, que les négresses sont plus favorisées que les blanches, dans la proportion des guérisons aux morts; mais une observation attentive montre que cette différence ne saurait être nullement rapportée à l'influence ethnologique. La rapidité d'intervention, l'habileté et les précautions nombreuses des médecins français, qui ont opéré sur la race esclave, ont été la cause de ces avantages relatifs qu'on a observés chez les négresses; mais, quand les circonstances sont semblables, les résultats sont à peu près les mêmes : 52 blanches et 48 négresses composent nos 100 cas; 18 blanches et 26 noires ont guéri : 34 blanches et 22 noires sont mortes. La moitié des négresses guéries étaient en Louisiane : sur les 36 blanches mortes, 10 étaient naines.

En compensation, 6 négresses ont été opérées dans ces dernières années : 5 sont mortes.

---

(1) Décidément, les choses se passent en Amérique comme en France, et en traduisant ce paragraphe, j'ai cru écrire le récit d'un fait auquel j'avais assisté il y a peu d'années dans une ville du Midi. Les cris de la rue, les accoucheuses, les médecins par douzaine, enfin l'opération à la dernière heure (puisque la femme mourut avant qu'on eût achevé l'extraction du fœtus), rien n'y manquait.　　　　　　　　　　　G. E.

II. — Mortalité des enfants.

Parmi les 52 enfants blancs, 25 sont nés vivants, sur lesquels 5 sont morts peu d'heures ou peu de jours après : 27 étaient morts au moment de la délivrance. Des 48 enfants noirs, 23 sont venus vivants sur lesquels 3 sont morts peu après, et 25 ne respiraient plus au moment de leur extraction.

Les médecins ont une grande tendance à diminuer le nombre des enfants sauvés par l'opération césarienne, et à mettre ce petit nombre en regard de l'importance de la vie de la mère : aussi sacrifient-ils l'enfant sans la moindre hésitation, et prônent-ils la céphalotripsie. Ce dernier instrument est surtout populaire dans la Grande-Bretagne, et il est appliqué même sur des bassins très-rétrécis (1). Dans quelques-uns de mes cas, l'enfant a été sacrifié en vain, et l'on a dû quand même pratiquer la gastro-hystérotomie, devenue nécessairement mortelle par suite du retard et de l'épuisement de la malade.

Sauver l'enfant est souvent sauver la mère, et là où l'opération est pratiquée à temps, tous les deux sont préservés. Si l'on accordait plus de considération à la vie de l'enfant, on mettrait plus d'empressement à intervenir et on obtiendrait plus de succès.

Dans une lettre que m'écrivait tout récemment le D^r Th. Radfort, de Manchester (Angleterre), il me disait : « Le salut de l'enfant est à mon avis un principe d'une grande importance. La pratique actuelle a une tendance malheureuse vers la destruction, crâniotomie, céphalotripsie, etc. L'opération césarienne devrait être considérée comme une opération de choix, et non de nécessité. » Le D^r Th. Radfort a pratiqué 2 fois la gastro-hystérotomie avec succès et a assisté à 4 autres opérations. Il est l'auteur d'un mémoire sur l'opération césarienne (1865), dans lequel il cite 98 opérations pratiquées dans son pays.

Les causes de la mort du fœtus par suite d'un travail prolongé ne peuvent être déterminées d'une manière satisfaisante, sauf dans quelques cas : nous en accusons le plus souvent les pressions utérines aux-

---

(1) On sait que certains médecins français n'ont rien à envier sous ce rapport à leurs confrères d'outre-Manche. L'Ecole de Paris surtout abonde largement dans cette voie. M. le professeur Pajot, qui a fait école en France et à l'étranger, rejette presque toujours l'opération césarienne, et lui préfère le céphalotribe qu'il conseille même d'appliquer dans les cas de rétrécissements mesurant à peine 27 millimètres !!! G. E.

quelles il est soumis. L'ergot de seigle, en déterminant des contractions plus violentes qu'à l'état normal, est très-dangereux quand l'expulsion est difficile ou impossible : mais quelle est la partie dont la pression est la plus dangereuse ? est-ce le cerveau ? sont-ce les vaisseaux sanguins ? ou bien tous les deux à la fois ?

Quand le fœtus est placé transversalement, et que le tronc décrit une courbure latérale, la mort provient certainement de la compression des vaisseaux, aidée en outre par la torsion de l'épine et la compression des nerfs spinaux ; mais quand c'est la tête qui se présente, on s'est demandé si la mort n'était pas due à la compression du crâne. Quoi qu'il en soit, il n'en est pas moins vrai que dans certains cas la mort arrive au début du travail, tandis que dans certains autres la vie est préservée pendant plusieurs jours, malgré les contractions les plus énergiques.

Si le placenta et le cordon sont placés de telle manière qu'ils échappent à la pression exercée entre les parois utérines et le fœtus, et que l'ellipse fœtale soit bien maintenue, l'enfant bien développé , et la tête non engagée, la vie peut persister longtemps, même après une perte abondante de liquide amniotique.

Des 52 enfants mort-nés, 24 ont succombé à la suite des pressions utérines prolongées qui suivirent les longs retards apportés à la délivrance : 8 furent détruits par les instruments; 5 étaient dans une position transversale, et fortement serrés dans le bassin : 5 étaient morts avant le commencement du travail par suite d'une gestation prolongée : 2 succombèrent à une procidence du cordon : 1 à la suite de l'administration inconsidérée de l'ergot de seigle : 2 étaient avant terme ; enfin dans les 4 cas restants, la cause de la mort n'est pas signalée.

Ce degré de mortalité pour l'enfant est plus considérable aux Etats-Unis qu'il ne l'est en Angleterre, où 56 enfants furent amenés vivants sur 98 opérations : mais en compensation il n'y eut que 16 femmes sauvées.

En comparant, dans nos 100 cas, la mortalité totale du fœtus avec la mortalité des cas opérés au premier jour du travail, nous trouvons une notable différence en faveur de ces derniers. Ainsi 24 femmes ont été délivrées au premier jour, et je crois que l'on pourrait en ajouter 6 autres à cette liste. De ces 30 enfants délivrés dans ces conditions, 27 sont venus vivants dont 24 continuèrent à vivre; 3 seulement sont morts et encore la mort était-elle antérieure à l'opération.

Ainsi 30 opérations ont sauvé définitivement 24 enfants ; tandis que dans 70 plus ou moins retardées 16 seulement ont survécu. Nouvelle preuve de l'excellence d'une intervention hâtive pour assurer le salut de l'enfant.

III. — Mortalité des femmes.

Il ne paraît pas juste de mettre sur le compte de l'opération césarienne toutes les morts qui s'en sont suivies, car dans quelques circonstances le cas était désespéré et la mort devait fatalement arriver à bref délai. Quoi qu'il en soit, et quoique le nombre de ces derniers cas soit assez considérable, ma statistique donne les résultats suivants : 44 femmes furent sauvées sur 100, soit 4 de plus que les enfants.

Mais si nous considérons isolément les cas où les femmes étaient dans des conditions favorables au moment de l'opération, et où le travail n'avait duré qu'un temps raisonnable que j'estime à moins de 24 heures, la proportion est encore bien meilleure. 24 femmes peuvent être rangées dans cette catégorie, pour lesquelles je note 18 guésons et 6 morts, soit une proportion de 75 p. 100. Du côté des enfants, 19 vivants, 3 moururent peu après, 2 étaient morts avant l'extraction : soit pour les enfants une proportion de succès complets de 79 1/6 p. 100.

Tels étaient les résultats satisfaisants auxquels j'étais arrivé il y a quelques années, et je m'applaudissais de cette heureuse proportion de 65 à 75 p. 100 obtenue dans notre pays, autant pour la mère que pour l'enfant. Depuis, ma statistique a grossi en nombre, surtout en nombre de cas malheureux, et cette proportion n'est plus atteinte : je n'en reste pas moins convaincu que l'on pourra toujours obtenir la même proportion heureuse, si l'on se détermine à agir promptement.

Causes de la mort chez les femmes opérées.

a. *Hémorrhagie.* — Nous entendons souvent parler du grand dancer de mort par *hémorrhagie* à la suite de l'opération césarienne : gse't là une grave erreur. L'hémorrhagic peut amener en effet des dangres, mais d'une façon indirecte. Ils ne proviennent pas de l'abondance de la perte, mais bien de la décomposition putride du sang versé dans la cavité abdominale, même en petite quantité, et de l'empoisonnement septique qui en est la conséquence. Ce sera surtout à craindre dans l'opération retardée : car un utérus fatigué, épuisé, ne peut se contracter suffisamment, ou, s'il le peut, il ne se maintient pas en contraction assez énergique pour obturer complétement la plaie qu'on lui a faite.

Il y a danger d'hémorrhagie quand l'utérus ne se contracte pas suffisamment après l'extraction du fœtus, et spécialement dans les cas où le placenta se trouve sur la ligne même de l'incision, ou bien qu'il existe un fibrome volumineux ; mais cet accident de la délivrance a son remède tout indiqué dans l'administration préventive de l'ergot de seigle ; le palper utérin, l'introduction de glace dans la matrice, et à défaut de ces moyens, la suture métallique (fils d'argent) de la plaie faite à l'utérus peuvent efficacement conjurer le danger.

Dans les 56 cas de mort, je n'en relève que 4 où l'hémorrhagie a joué un rôle spécial : chez 2 de ces femmes il existait une tumeur fibreuse ; la troisième était une naine estropiée, et la quatrième avait eu une grossesse prolongée, le fœtus était putréfié et le travail ne s'établit pas. Il a pu y avoir quelques cas méconnus de mort par hémorrhagie chez des femmes réputées mortes d'épuisement.

b. *Epuisement* (Exhaustion). — Ce terme, qui convient dans quelques circonstances et qui est réellement exact dans quelques autres, ne saurait pourtant s'appliquer d'une façon satisfaisante aux cas dans lesquels la femme survit plusieurs jours ; 15 morts sont attribuées à cette cause : il s'agit toujours d'un travail prolongé, variant de 26 heures à 15 jours, 7 moururent avant 16 heures, 4 au second jour, 2 au troisième, 1 au quatrième et 1 au sixième. Je crois que dans quelques-uns de ces cas, dits de *choc* ou d'*épuisement*, on doit invoquer en outre une influence septique.

Une femme est prostrée par un long travail, au moment de l'opération : si elle ne meurt pas du choc, elle restera faible et sans pouls pendant un ou deux jours et puis elle succombera. Il se peut que l'épuisement et le choc soient seuls en cause : mais faites l'autopsie, et vous trouverez presque certainement des modifications notables dans le tissu utérin et dans la cavité abdominale : tantôt du ramollissement et de la gangrène de l'utérus, sans trace d'adhésion des lèvres de la plaie ; tantôt un épanchement peu considérable de sang dans l'abdomen, un commencement de péritonite : dans le cœur, des caillots de formation récente.

Voulez-vous éviter tous ces accidents? Opérez de bonne heure.

Consultez nos annales américaines et vous verrez que la promptitude de l'intervention a toujours amené des résultats heureux. Pourquoi Prévost, Gibson, Hoffman, Scudday, Mills et d'autres ont si bien réussi, si ce n'est parce que leurs malades étaient depuis peu en travail, et qu'elles n'étaient pas épuisées par de longues et inutiles souffrances?

c. *Péritonite.* — La péritonite est la terreur des chirurgiens qui opèrent sur l'abdomen, quoiqu'aujourd'hui les gynécoolgistes la redoutent bien moins qu'autrefois. Pourtant cette grave complication est à craindre dans tous les cas de gastro-hystérotomie, même dans les cas les plus favorables. Mais on peut se dire aussi qu'on a grandes chances de l'éviter par l'emploi hâtif du bistouri, tant que la femme est vigoureuse et que les contractions utérines sont actives ; car certaines variétés de péritonite à type adynamique se développent facilement chez les femmes épuisées.

Sur 18 opérations, suivies de péritonite et de mort, 4 seulement avaient été pratiquées moins d'un jour après le commencement du travail : les autres 14 avaient été faites entre un et quatre jours.

Il y a donc certainement une connexion intime entre le long délai et la péritonite qui en est le résultat. Il y a sans doute des exceptions des deux côtés; mais la règle générale est en faveur de l'opération hâtive ; car, tout comme pour l'érysipèle, qui se rapproche beaucoup de la péritonite, celle-ci est favorisée par la débilité des sujets.

Un autre élément qui concourt à la production de la péritonite est l'*état de sensibilité* de l'utérus, après un travail exagéré, vis-à-vis de l'inflamation traumatique. Tout comme un muscle violemment contus ne saurait être convenable pour doubler un lambeau dans une amputation, ainsi l'utérus fatigué, épuisé, contus, doit, en quelque sorte, s'enflammer, et donner nécessairement naissance à une métrite, une métro-péritonite, une phlébite et une septicémie. Ces risques ne sont pas à craindre avec un travail tout récent.

Il nous paraît intéressant de rappeler les conditions, préliminaires à l'opération, dans lesquelles se trouvaient les 14 femmes mortes de péritonite :

Nº 9. Epuisée par des essais infructueux de crâniotomie.

Nº 13. Travail datant de trois jours. Dévorée par une fièvre ardente.

N° 14. Travail datant de deux jours. Se leva imprudemment au cinquième jour, mourut en huit heures.

N°ˢ 21 23, 24, 55, 73, 80, 81 et 87. Travail prolongé.

N°ˢ 50 et 80. Travail prolongé avec tentatives de crâniotomie.

N° 84. Travail datant de trois jours: deux avec une accoucheuse et un avec un accoucheur.

2 moururent au second jour, 6 au troisième, 2 au quatrième, 2 au cinquième, 1 au huitième et 1 au dixième jour.

d. *Septicémie.* — Cette cause de mort n'est citée que dans deux cas; mais je crois ce chiffre inexact, quoique l'erreur n'ait pas été commise intentionnellement. Voici, en effet, ce qui arrive dans presque tous les cas : une femme, après un travail prolongé et après avoir subi d'inutiles tentatives de crâniotomie, est opérée *in extremis* ou peu s'en faut ; elle revient un peu, survit pendant quelques jours dans un état de faiblesse extrême, a quelques symptômes péritonéaux et meurt. L'autopsie n'est pas faite, et alors les uns disent qu'elle est morte du choc, les autres d'épuisement, un troisième de péritonite, un quatrième de septicémie. Quelle est alors la véritable cause de la mort?

Si nous ouvrons le corps, nous trouvons des traces de péritonite, mais non suffisantes pour expliquer la mort : la blessure utérine est ouverte, ses bords ont un mauvais aspect et semblent gangréneux ; du pus s'écoule à la pression ; du sang plus ou moins décomposé est épanché en petite quantité dans la cavité péritonéale ; il y a une matière sanieuse dans l'utérus. Ne sont-ce pas là des causes suffisantes de septicémie? L'examen microscopique de l'utérus, des organes voisins et de leurs vaisseaux permettra souvent de le déterminer.

Si nous trouvons du sang, il a coulé de la plaie utérine ; il est le *fons et origo* des causes de la mort. Combien, en présence de cette considération, il est important de réunir la plaie utérine par des sutures, et d'établir un drainage préventif à travers le vagin ! Si la matrice se contracte suffisamment dans les premières heures du travail, pour nous éviter cette nécessité, combien est-il préférable d'opérer de bonne heure !

L'inflammation, sans élément septique, n'est pas nécessairement mortelle ; un abcès même peut se former sans entraver la guérison, comme dans notre observation 32, où la malade fut opérée au bout de quelques heures de travail et pour la seconde.

Les suites inflammatoires ne sont pas rares dans les cas d'interven-

tion hâtive, mais elles sont alors d'un type moins dangereux et se ter-
minent moins souvent par la mort ; des adhérences s'établissent, ainsi
qu'il a été possible de l'observer dans quelque cas de seconde opération ; ces adhérences ont pu même quelquefois simplifier beaucoup les
suites de cette nouvelle intervention, en empêchant de pénétrer dans
la cavité péritonéale.

e. *Maladies antérieures.* Par suite de l'affaiblissement et de la ruiue
de la santé qu'elles entraînent, les maladies antérieures compromet-
tent singulièrement le succès de l'opération dans certain cas. En
Europe, la maladie déprimante habituelle est l'*ostéomalacie*, qui est heureusement rare aux Etats-Unis. Ce qui est plus fréquent chez nous,
d'est le *rachitisme* qui, non content de rapetiser et de déformer le
squelette, laisse après lui un état très-marqué de débilitation générale. L'*albumine*, les *tumeurs fibreuses de l'utérus*, la *coxalgie*, la *dysen-
terie*, les *fièvres intermittentes*, la *grossesse prolongée par occlusion du
col*, telles sont les maladies antérieures que je relève dans notre
contrée.

J'ai noté 6 cas de tumeur fibreuses dont 4 intra-utérines et 2 pelviennes ; toutes sont mortes, sauf l'une des dernières qui avait en
outre des accès de fièvre intermittente : elle avait été opérée après
quatorze heures de travail.

3 cas de grossesse prolongée : 1 près de quarante-quatre mois, 1 de
vingt et un à vingt-deux mois et la troisième de plusieurs semaines.
Chez toutes, le fœtus était en putréfaction et la santé générale était
déplorable. Deux étaient atteintes de péritonite locale qui fit naître
des adhérences entre l'utérus et la paroi abdominale : l'opération se fit
sans ouvrir le péritoine et elles guérirent. La troisième eut une péritonite par une indigestion au dixième jour et elle mourut. Toutes ces
femmes avaient une occlusion inflammatoire de l'utérus. (On peut se
demander si elles n'auraent pas pu être opérée moins dangereuse-
ment par la simple hystérotomie vaginale (1), puisque cette opération
a réussi, même alors qu'on ne pouvait découvrir de trace de l'orifice
utérin ; la section étant faito sous les yeux mêmes de l'opérateur,
grâce à l'application préalable d'un large spéculum.)

---

(1) Voyez *Guy's Hospital Records*. Vol. II, p. 258. Le Dʳ Alexander Tweedie
pratiqua deux fois cette opération sur la même femme, avec succès chaque
fois pour la mère et pour l'enfant.

Les tumeurs fibreuses ne sont pas nécessairement une complication mortelle pour l'opération césarienne. Aux Etats-Unis, la mort s'en est toujours suivie. En France, on a été plus heureux, et tous ceux qui étudient cette question connaissent l'observation du docteur Cazin, de Boulogne. Ce chirurgien opéra, au quatrième jour, une femme affaiblie par l'hémorrhagie et en état d'inertie utérine. L'hémorrhagie fut arrêté par cinq points de suture : la mère et l'enfant vécurent. Après l'opération, la tumeur parut diminuer de volume.

IV. — SUTURES UTÉRINES.

Les sutures utérines ont été employées dans quinze cas aux Etats-Unis (le résumé de ces quinze cas a été donné dans le numéro d'avril de l'*American journal of the medical sciences*, p. 326). D'une lettre adressée récemment au docteur Harris par le docteur James Parrish, de Porstmouth (Virginie), notre auteur extrait le passage suivant : « J'ai pratiqué dernièrement une opération césarienne, suivie de mort par hémorrhagie. Ma résolution de ne pas employer les sutures utérines avait été motivée par l'attitude très-nette de Cazeau sur ce point; cependant, j'ai eu tort en vérité, et aujourd'hui ma manière de voir a complétement changé. Dans le cas actuel, j'opérai une femme en travail depuis trois jours et à qui l'on avait administré des quantités considérables d'ergot. L'hémorrhagie se faisait par l'incision utérine, et il me fut difficile de l'arrêter, car il y avait inertie complète; la glace ne put en venir en bout et l'utérus était relâché après la suture de l'abdomen. L'hémorrhagie revint, la malade s'affaissa et mourut au bout de huit heures. »

Des cas semblables ont été guéris par l'emploi des sutures métalliques ; si donc vous opérez tardivement, recourez à la suture utérine et vous éviterez le danger imminent de l'hémorrhagie.

V. — TRAITEMENT ANTISEPTIQUE.

Ce traitement, dont l'emploi sera toujours utile pour panser la plaie faite à l'abdomen et à l'utérus, comprend toute une série de moyens qui ont pour but de prévenir la rétention des matériaux putrides et l'empoisonnement septique du sang. Voici ceux qui ont été employés aux Etats-Unis et que le docteur Harris recommande :

1° Eponger avec soin la cavité de l'abdomen ; éponger aussi la cavité de l'utérus, quand le fœtus était en putréfaction.

2° Etablir un drainage à travers la plaie abdominale où à travers le vagin, ou bien encore à travers les deux à la fois. On se servira pour cela des tubes de Chassaignac ou des mèches de Winckel. Pratiquer des injections détersives.

3° Laisser ouverte la partie inférieure de la plaie abdominale, pour faciliter la sortie des liquides nuisibles.

4° Se servir du pansement de Lister pour la plaie abdominale.

5° Pratiquer l'irrigation sur l'abdomen pour abaisser la température du corps. Le Dr Fowler, d'Alabama, parvint à sauver à l'aide de ce moyen une femme qui était dans un état désespéré après soixante heures de travail. (L'application de larges et grandes vessies de glace me paraîtrait infiniment plus commode et moins gangereuses.)

6° Réouvrir la plaie abdominale pour donner issue au pus, quand il s'est formé, et pratiquer un lavage de la la cavité. Le Dr Richmond, d'Ohio, put par ce moyen sauver une de ses malades.

VI. — AUGMENTATION DE LA MORTALITÉ DE L'OPÉRATION CÉSARIENNE AUX ÉTATS-UNIS.

Au lieu de voir pendant ces dernières années augmenter le nombre de nos succè pour l'opération césarienne, comme pou toutes les autres variétés de chirurgie abdominales, nous sommes décidément en voie de décadence. J'attribue ce fâcheux résultat à ceux qui considèrent l'opération césarienne comme un dernier ressort — *last ressort* — et jamais comme une opération d'élection, à ceux qui écrivent et enseignent que la céphalotripsie doit être pratiquée dans tous les cas où l'instrument peut passer, alors même qu'ils sachent bien que cette dernière opération est tout aussi dangereuse pour la mère que la gastro-hystérotomie. De là les tentatives infructueuses, les fautes grossières, les pertes de temps irréparables, les délais et les retards qui sont toujours mortels.

Afin de saisir cette véritable décadence, j'ai divisé les 40 dernières années en 4 décades, et mis en regard les faits correspondants :

De 1838 inclusivement à 1848 — 8 opérations : 4 femmes sauvées : 4 mortes : 5 enfants vivants : 3 opérations pratiquées à temps.

De 1848 à 1858 — 27 opérations : 13 femmes guéries : 14 mortes : 15 enfants vivants : 8 opérations à temps.

De 1858 à 1868. — 23 opérations : 13 femmes guéries : 10 mortes : 8 enfants vivants : 5 opérations à temps. Parmi les cas suivis de guérison pour la mère, nous en notons 8 où il n'y avait pas de déformation du bassin : 4 positions transversales du fœtus : 2 occlusions vaginales : 1 engorgement pierreux du rectum : et 1 où la tête fœtale était entièrement descendue dans l'excavation, et où l'opération était entièrement injustifiable : c'est ce que nous explique l'excessive mortalité des enfants.

De 1868 à 1878. — 27 opérations : 4 femmes guéries : 23 mortes : 13 enfants vivants : 14 morts : 5 opérations à temps : les autres pratiquées après 3, 4, 7 et 15 jours de travail.

La cause de la mort notée dans ces cas nous indique suffisamment qu'elle a été la conséquence du travail prolongé : péritonite 8, épuisement 8, hémorrhagie et épuisement 2, septicémie 2, etc.

Nous avons encore là une preuve évidente de l'importance d'une intervention chirurgicale hâtive, si nous voulons sauver et la mère et l'enfant. Nous avons beau retourner le sujet de tous les côtés, il nous conduit toujours au même point, à la même conclusion. Nous avons toutes les chances de salut si nous opérons durant les premières heures du travail ; elles diminuent au fur et à mesure que nous attendons : et finalement tout espoir cesse.

Jusqu'à ce que ces faits et ces vérités soient suffisamment connus des sages-femmes et des accoucheurs des États-Unis (nous nous empressons d'ajouter d'Europe et de France aussi), les mêmes errements seront suivis : les mêmes résultats seront observés.

L'ignorance déployée dans les cas de ces dix dernières années est véritablement affligeante et décourageante. Il n'est pas moins écœurant de constater que 10 des cas de retard les plus déplorables et les plus funestes se sont passés dans les grandes villes, et dans celles où il existe des Écoles de médecine (qu'en pense M. le professeur d'accouchements de la Faculté de Paris ?). Sur ces 10 cas, il y avait 8 bassins déformés et 2 rétrécissements par exostose. Les femmes sont restées en travail : 2 pendant 2 jours, 5 pendant 3 jours, 1 quatre jours, 1 cinq jours et 1 pendant plus longtemps encore. Combien parmi ces 23 femmes qui sont mortes pendant ces dix dernières années ont été au début entre les mains des accoucheuses ? le fait n'est mentionné que pour 5 ; mais j'aime à croire, pour l'honneur de la profession, qu'il en a été toujours ainsi, et qu'on peut ainsi excuser ces inexcusables retards.

VII. — CAS D'HOPITAL.

Aux Etats-Unis, deux opérations césariennes ont été pratiquées dans les hôpitaux, et toutes les deux se sont terminées par la mort : les malades n'ayant été admises qu'après que le travail datait déjà de longtemps. Sauf cette raison, je ne vois pas pourquoi on ne pourrait obtenir dans les hôpitaux les mêmes résultats que dans la pratique civile. Qu'il me soit permis à ce sujet de regretter amèrement que chez nous les femmes enceintes ne puissent être admises dans les hôpitaux qu'après le début du travail : s'il en était autrement, les pauvres et les ignorants pourraient être soignés par des hommes compétents, et ils échapperaient souvent aux dangers de la pratique détestable de sages-femmes ignorantes et stupides (*malpractice under stupide midwives*).

A Paris, pas plus que chez nous, l'opération césarienne pratiquée dans les hôpitaux n'a été suivie de succès. Entre autres raisons qui peuvent expliquer ces insuccès, nous citerons la suivante, telle qu'elle ressort d'une observation rapportée par le Dr M. Roger dans le *Journal de Buffalo* (1).

En Janvier 1851, une naine rachitique, âgée de 24 ans, était en travail à la Clinique d'accouchements de Paris. La poche des eaux était rompue, le travail datait déjà de 6 heures : la femme était épuisée, l'enfant encore vivant, quand, à 9 heures du soir, on fait appeler le baron P. Dubois. Après une consultation avec le professeur Depaul, dans laquelle on reconnaît l'existence d'un rétrécissement de 1 pouce et quart, l'opération césarienne est décidée. Malgré les conditions d'épuisement de la femme, et la nécessité d'une intervention immédiate, les deux accoucheurs retardent jusqu'au lendemain matin 10 heures, afin que la femme puisse être opérée à l'amphithéâtre en présence des élèves. Au moment de l'opération, l'enfant était mort, la femme à bout de forces et elle succomba d'épuisement en moins de 30 heures.

---

(1) Nous ferons observer que les deux paragraphes suivants sont *littéralement* traduits du texte américain, sans la moindre addition de notre part. G. E.

Dans le n° d'avril (1878) de ce journal, j'ai relaté un fait exactement semblable, qui s'était passé dans le même hôpital et qui s'était terminé de la même manière. C'était en 1837 : Moreau et Cazeaux étaient les médecins consultants. Le premier fit l'opération 20 heures après qu'elle avait été décidée, 36 heures après le début du travail : l'enfant était mort, la femme mourut quelques instants après. Dans ces deux cas, les femmes et les enfants furent perdus, mais les élèves avaient assisté à deux belles opérations ! Comme je ne crains pas que les chirurgiens des Etats-Unis sacrifient jamais les droits de l'humanité à l'instruction des étudiants, il ne saurait donc y avoir rien qui empêche chez nous le succès de l'opération césarienne dans les hôpitaux ! La seule difficulté consiste en ce que les femmes y arrivent à temps.

VIII. — INDICATION D'UN TRAVAIL PRÉMATURÉ, EN VUE D'ÉVITER L'OPÉRATION CÉSARIENNE.

Très-jolie chose en théorie, mais pas aisée du tout en pratique ! Dans les classes supérieures de la société, on trouvera sans doute des femmes qui consentiront à l'avortement provoqué et surtout à l'accouchement prématuré artificiel, si on leur démontre que leur bassin est trop rétréci pour permettre un accouchement à terme. Ce consentement sera surtout donné, si le rétrécissement permet de retarder assez la provocation du travail pour assurer la viabilité de l'enfant.

Mais les sujets rachitiques dès l'enfance sont habituellement d'une classe inférieure ; arrivées à l'âge adulte et devenues enceintes, elles ne se laissent pas convaincre par les raisons de l'accoucheur et par le bon sens, et elles refusent. De plus, il est des cas nombreux dans lesquels la difformité et le rétrécissement sont portés à un tel degré qu'on ne peut aucunement songer à amener au dehors un enfant viable, et dans lesquels on devrait pratiquer un avortement dans les premières semaines ou dans les premiers mois de la grossesse ! En effet, d'après Kivish, il ne faut pas moins d'un diamètre de 2 pouces et demi (6 cent. 1/2) pour permettre le passage d'un enfant de 30 semaines.

Dans plusieurs cas, le médecin a *engagé les femmes* à se soumettre à un avortement ; elles ont presque toujours refusé, même alors qu'elles avaient déjà couru les risques d'une opération césarienne antérieure. Je ne citerai que deux faits comme preuve de mon assertion.

En juin 1877, le professeur E. W. Jencks, de Détroit (Michigan)

pratiqua l'opération césarienne chez une Allemande de 24 ans qui était
en travail depuis 7 jours ; elle avait un bassin rétréci ; il y avait une
procidence du bras ; la guérison n'en fut pas moins très-heureuse et
très remarquable. L'été dernier, elle devint encore enceinte. Le
Dr Jencks, pour éviter les risques d'une seconde opération, voulut la
persuader de se faire avorter ou tout au moins de se faire accoucher
prématurément. Mais la femme et le mari refusèrent énergiquement.
Ils étaient tous les deux stupides et ignorants, ajoute le narrateur
américain : le mari prétendant qu'il ne voyait aucune nécessité de
déranger l'enfant, la femme disant qu'elle préférait courir les risques
d'une seconde opération césarienne ; heureusement que le fœtus mourut et se putréfia, et que l'avortement fut spontané. (Un exemple que
nous rapporterons plus bas, et sur lequel notre auteur insiste à raison,
nous semblerait combattre victorieusement l'opinion qui précède.)

En mai 1875, le Dr James Parrish, de Porsthmouth (Virginie), fut
consulté par une Irlandaise primipare, difforme, de 4 pieds de
hauteur, à l'effet de savoir si elle pourrait accoucher à terme. La
grossesse datait de près de 5 mois, le diamètre antéro-portérieur atteignait à peine 1 pouce et demi (4 cent.) ; le Dr Parrish conseilla l'a-
vortement immédiat, que la femme refusa nettement pour motifs re-
ligieux. Le travail survint en septembre : l'accoucheuse qui la soi-
gnait lui administra de l'ergot de seigle en quantité ; le chirurgien ne
fut appelé que le 4e jour et pratiqua l'opération césarienne ; la femme
mourut huit jours après.

(A la suite de ces deux faits qui, dit-il, sont loin d'être les seuls, le
Dr Harris fait observer que les femmes qui ont refusé une intervention prématurée sont toutes les deux d'origine étrangère. Est-ce à dire
que les Américaines ont la morale plus relâchée et les sentiments de
maternité moins solides ? S'il en était ainsi, nous serions loin de les
en féliciter, de même que nous ne saurions féliciter les accoucheurs
américains de leurs succès de persuasion, qui aboutiraient à l'infan-
ticide.)

IX. Qu'est-ce qu'une opération césarienne pratiquée a temps
(Timely)?

En examinant tous les faits que nous avons recueillis, il ressort
clairement pour nous, comme il ressortira pour tout le monde, que

l'opération césarienne peut et doit amener le salut de la mère et de l'enfant, si elle est pratiquée de bonne heure.

Si une femme petite, naine, montre déjà des signes d'épuisement au bout de 2 à 6 heures, l'opération sera faite dans ce délai.

Si elle est robuste et que le pouls soit bon, on pourra retarder jusqu'à 10 et 12 heures, mais sans aller au delà.

Dès que le col est suffisamment ouvert pour permettre l'écoulement du liquide et le drainage, on devra opérer.

En règle générale, l'opération la plus hâtive sera celle qui amènera plus sûrement la guérison.

Les femmes robustes, bien portantes et non rachitiques pourront sans grand danger attendre un peu plus longtemps, ainsi que le démontrent les observations où le fœtus était déjà engagé dans l'excavation.

Je croyais qu'une opération pratiquée dans les premières 24 heures du travail devait être considérée comme hâtive : les cas nombreux dans lesquels l'épuisement est survenu avant ce délai ont changé mon opinion, et une opération césarienne remise à la fin du premier jour, est pour moi une opération retardée.

X. L'OPÉRATION CÉSARIENNE EST UNE OPÉRATION D'ÉLECTION.

Quoique la craniotomie, la céphalotripsie et l'embryotomie, en sacrifiant l'enfant, fassent naître de sérieux et graves dangers pour la mère, il est beaucoup de praticiens qui soutiennent que l'opération césarienne ne doit jamais être pratiquée, quand on peut extraire l'enfant par les voies naturelles. Pourtant, aux Etats-Unis, nous avons eu plusieurs femmes chez lesquelles on a tenté pendant plusieurs jours la craniotomie, et qui étaient sur le point de succomber quand l'opération césarienne est venue les sauver, elles et leurs enfants.

Sur nos 100 observations, 15 furent précédées de ces inutiles et dangereuses tentatives, 13 fois les femmes furent sauvées et tous les enfants furent extraits vivants, sauf un qui avait une procidence du bras. Dans 5 autres cas, on avait essayé de pratiquer la délivrance par l'embryotomie, prise comme opération d'élection ; l'opération césarienne sauva encore femmes et enfants.

Le Dr W. S. Playfair, dans son *Traité d'accouchements*, écrit : Quoique les dangers de la craniotomie soient considérables, nous devons la pratiquer toutes les fois qu'elle est praticable : l'opération césarienne ne sera employée qu'en dernier ressort, et alors qu'il n'est pas d'autre moyen pour opérer la délivrance. C'est là la doctrine généralement adoptée par l'école obstétricale anglaise, quoique Radfort, Greenhalg et quelques autres y soient opposés (1). Denman et Meigs, examinant s'il est convenable de pratiquer deux fois desuite la craniotomie chez la même femme, résolurent la question par l'affirmative et Meigs fut un des premiers à la pratiquer aux Etats-Unis ; toutefois quand l'occasion se présenta de délivrer ainsi pour la troisième fois Mrs Reybolds, il recula devant le danger de cette intervention.

Le Dr Playfair ajoute : Bien audacieux serait celui qui de propos délibéré choisirait l'opération césarienne de préférence à la craniotomie chez une femme déjà délivrée une première fois par ce dernier moyen! Je suis heureux de pouvoir dire que nous avons eu aux États-Unis des hommes qui ont eu une pareille audace et que le succès a noblement récompensés. Quel plus beau triomphe pour le Dr Meigs, s'il était encore vivant, que de voir Mrs Reybolds avec ses deux enfants et ses six petis-enfants, tous vivants et bien portants! et combien il s'applaudirait d'avoir refusé, en 1835, d'en pratiquer la destruction par une troisième craniotomie! Il est évident pour tous que Mrs Reybolds a bien moins couru de dangers à la suite des deux opérations césariennes pratiquées sur elle par le professeur Gibson qu'elle n'en aurait couru par le fait d'une troisième et d'une quatrième craniotomie (1).

---

(1) Ce sont les mêmes préceptes qui sont formulés par l'École de Paris, et principalement par M. Pajot. Ce dernier, ai-je dit, conseille l'application du céphalotribe même pour les rétrécissements qui ne sont pas moindres de 27 millim. Pourtant je ne sache pas que pareille opération ait été jamais tentée. Le rétrécissement le plus prononcé pour lequel M. Pajot ait appliqué le céphalotribe mesurait 36 millimètres. L'opération dura 41 heures, et elle n'était pas terminée quand la femme succomba. (Voyez E. Hubert Cours d'accouchement, t. II.)

Il y a loin de la coupe aux lèvres !   G. E.

(1) L'histoire de Mrs Reybolds a eu aux États-Unis un retentissement bien mérité, et d'autant plus soutenu que cette courageuse femme vit encore, entourée de ses enfants et de ses petits-enfants : il me paraît utile de la rapporter tout au long.

Mrs Reybolds est une petite femme habitant Philadelphie, ayant 4 pieds 6 pouces de hauteur, et un bassin dont le diamètre antéro-postérieur atteint à peine 2 pouces (5 cent.). Avant l'année 1835, elle avait eu deux grossesses ; la délivrance avait été obtenue chaque fois par la craniotomie,

Il y a donc eu en Amérique des cas où l'opération césarienne a été choisie de préférence à la craniotomie, alors que celle-ci était jugée trop périlleuse ou trop difficile, et ces cas se sont terminés par le succès. Je ne saurais donc accepter la conclusion du Dr Playfair, du moins en ce qui concerne les Etats-Unis. Est-ce à dire que les femmes de notre contrée courent plus de risques de la part de la craniotomie que les femmes anglaises ? je ne le prétends nullement ; mais ce que

---

au prix de dangers tels que le docteur Meigs refusa de pratiquer une troisième craniotomie lors de sa troisième grossesse (elle avait alors 26 ans). Le professeur Gibson appelé propose l'opération césarienne, et la pratique avant que les membranes ne soient rompues. La mère et l'enfant (fille) furent sauvées.

Deux ans après, elle devint encore enceinte, et le même chirurgien pratiqua, au bout de 10 heures de travail, une seconde opération césarienne, également suivie de succès pour la mère et pour l'enfant (garçon). Depuis lors cette famille a prospéré. En ce moment (avril 1878) Mrs Reybolds a 69 ans, est très-droite et bien portante, sa fille a 43 ans et 4, enfants ; son fils a 40 ans et 2 enfants. Exemple splendide que feront bien de méditer tous les partisans quand même de la craniotomie !

Mais cet exemple n'est pas le seul que nous relevions dans le tableau de notre auteur. L'intérêt qui s'attache à une pareille question sera l'excuse de notre insistance.

Le n° 72 a trait à une mulâtresse de la Louisiane, délivrée une première fois par la craniotomie, et sur laquelle un médecin français, le docteur Prévost, pratiqua l'opération césarienne lors d'une seconde grossesse (1831) avec succès pour la mère et la fille qui vécurent encore de longues années.

Outre le cas de Mrs Reybolds, il y a dans le tableau du Dr Harris plusieurs autres faits, où l'opération césarienne fut pratiquée plusieurs fois chez la même femme. Les numéros 5 et 6 se reportent à la même femme, et chaque fois avec succès pour la mère ; les enfants étaient morts (Dr Estep).

Les numéros 17 et 22 : même succès pour la mère ; le second enfant survécut (Dr Scudday).

Les numéros 29, 31 et 35 représentent trois opérations césariennes pratiquées sur la même femme dans l'espace de moins de 4 ans ; l'enfant était mort la première fois, il survécut à chacune des opérations suivantes : la mère succomba à la suite de péritonite (Dr Merinar).

Les numéros 36 et 55 : mère et enfant sauvés à la première fois ; tous les deux morts à la seconde (Dr Milsl).

Les numéros 45 et 49 : mère et enfant sauvés à la première fois : tous les deux morts à la seconde (Drs Newton et Dickinson).

En tout 13 opérations pratiquées sur 6 femmes. Résultat : 3 femmes et 5 enfants morts ; donc 10 fois l'opération fut suivie de succès pour la mère et 9 fois pour l'enfant.

Dans tous les pays on pourrait, je crois, citer de pareils exemples. G. E.

je puis dire c'est qu'en raison du climat et des autres conditions de milieu, l'opération césarienne, pratiquée de bonne heure et à propos, réussira mieux que dans la Grande-Bretagne, et qu'elle devient ainsi une opération de *véritable élection*.

Nous lui reconnaissons ce privilége en présence d'un bassin qui a un diamètre conjugué (antéro-postérieur) de 2 pouces et quart (6 cent.) et même de 2 pouces et demi (6 cent. et demi) (voyez la note de la page 5), alors qu'il n'est plus temps de recourir à l'accouchement prématuré.

Un exemple prouvera l'excellence de notre conseil. Le vieux docteur Parry pratiqua la craniotomie chez une femme rétrécie et qui avait été ainsi délivrée une première fois ; l'opération fut laborieuse, difficile et ne dura pas moins de 7 heures; la femme courut de tels dangers que cet éminent praticien me disait que, si cette femme venait à être enceinte de nouveau, il était entièrement déterminé à pratiquer l'opération césarienne comme plus simple et moins dangereuse (sans compter le salut de l'enfant). Elle devint enceinte de nouveau, mais Parry était mort, l'accoucheur qui le remplaça voulut encore pratiquer la craniotomie, et la femme succomba.

XI. — Statistique par États.

C'est en Louisiane que l'opération paraît avoir été pratiquée en premier lieu. Son plus vieil opérateur, qui vit encore et qui m'a fourni plusieurs renseignements pour ce mémoire, est le Dr Thomas Cottman ; il a pratiqué deux opérations césariennes avec succès, la première date de 1832. L'Ohio vient second sur la liste (n° 2) : son premier cas de succès date de 1829. Puis la Virginie en 1837, le New-York, en 1838, etc.

La Louisiane présente certainement la statistique la plus remarquable et mérite de conserver le premier rang autant comme date que comme nombre et comme résultat des opérations. Nous y relevons 18 opérations, sur lesquelles 14 femmes et 10 enfants furent sauvés. La moitié de ces cas n'ont jamais été publiés, et je les ai obtenus par correspondance. 3 femmes furent opérées deux fois de suite, elles guérirent toutes, et 5 sur 6 enfants furent amenés vivants.

L'Etat de New-York vient ensuite comme nombre (13) mais avec un singulier contraste pour les résultats. Sur ces 13 opérations, il y eut 11 femmes de perdues et 9 enfants morts : il est vrai que dans presque tous les cas l'opération fut considérablement retardée, et pratiquée à la dernière extrémité, alors qu'il ne restait plus d'espoir de salut.

La Pensylvanie nous offre 9 cas, avec 4 femmes et 6 enfants sauvés; 4 de ces opérations furent pratiquées chez des naines, dont 3 guérirent.

L'Alabama compte également 9 opérations pratiquées sur 8 noires et une blanche. 6 négresses moururent; la femme blanche guérit. 4 enfants furent amenés vivants, dont un mourut quelques instants après. Une simple remarque en passant : la statistique de l'Alabama est loin d'être très-flatteuse pour les partisans de la théorie ethnologique, en vertu de laquelle les négresses supporteraient mieux les opérations que les femmes de race blanche.

L'Ohio nous présente 8 cas, tous sur des femmes blanches. 6 furent guéries, et 5 enfants survécurent.

La Virginie a eu 7 opérations : 5 négresses dont une sauvée; 2 blanches, 1 guérison. 3 enfants vivants.

Le Mississipi compte 6 cas, 3 opérations sur la même femme qui succomba à la dernière ; les trois autres furent suivies de mort. 6 sur 7 enfants (il y avait une grossesse double) furent sauvés. Toutes les femmes étaient noires : ce résultat peut être mis en opposition avec celui de l'Indiana qui nous présente également 6 opérations sur 5 femmes blanches et 1 noire ; la négresse et une femme blanche seulement guérirent.

Viennent ensuite les autres Etats de l'Union qui nous offrent : le Michigan et le Missouri, chacun 3 cas ; l'Arkansas, la Californie, le Connecticut, la Caroline du sud et le Wisconsin, chacun 2 cas ; la Géorgie, l'Iowa, le Kentucky, le Maine, le Maryland, le Massachussets, le Tennessee et la Caroline du Nord, chacun 1 cas.

XII. — Opération.

(Je n'ai pas l'intention de décrire le manuel opératoire de l'opération césarienne, que l'on trouvera détaillé avec soin dans presque tous les Traités d'accouchements. Les opérateurs américains ne nous présentent rien de particulier, et leurs opérations ont été faites d'après la méthode que j'appellerai *classique*. En parlant ainsi, je n'ai nullement en vue une modification opératoire, connue sous le nom de *laparotomie* et de *laparo-élytrotomie*, qui est tout à fait différente de l'opération césarienne et qui a la prétention d'atteindre le fœtus sans ouvrir le péritoine, et même, dans la laparo-élytrotomie, sans ouvrir l'utérus, le fœtus étant extrait du col à travers une incision, une boutonnière pratiquée à la partie supérieure du vagin. Cette dernière opération, due à Gaillard Thomas, a été portée à la connaissance du public médical français il y a déjà plus d'un an ; pour la juger, il importe d'attendre de nouveaux faits, que le génie entreprenant de nos confrères d'outre-Océan ne peut tarder à faire naître.

A l'instar de notre auteur, et pour le suivre presque à la lettre, nous nous contenterons d'appeler un moment l'attention sur quelques points particuliers, afin, dit-il, que nous puissions profiter des leçons du passé pour faire mieux encore dans l'avenir).

Voici les quelques préceptes dont l'avantage est aujourd'hui démontré :

1° Afin d'éviter l'hémorrhagie, pratiquer la première incision de la paroi abdominale sur le centre de la ligne blanche.

2° L'opération la plus précoce est toujours la meilleure pour assurer le salut de la mère et de l'enfant.

3° Le chloroforme sera rejeté : il amène l'inertie utérine et entraîne des vomissements ; on préférera l'anesthésie locale, limitée aux points à exciser.

4° Dans tous les cas, l'éther sulfurique doit être choisi de préférence.

5° Il est notoire que l'opération césarienne réussissait mieux avant la découverte des anesthésiques, probablement parce qu'on n'avait pas à craindre les effets secondaires de ces agents.

6° L'opération n'est pas très-douloureuse, une fois que la peau a été incisée. L'incision des parties sous-cutanées n'est presque pas séntie : l'application des sutures occasionne de violentes douleurs.

7° On combattra l'hémorrhagie utérine, chaque fois qu'elle se produira, et on cherchera à éviter son retour ; on recourra au besoin pour cela aux sutures utérines.

8° La glace est un excellent moyen pour exciter les contractions utérines et combattre les hémorrhagies : elle vaut infiniment mieux que le persulfate ou le perchlorure de fer. Le vinaigre est aussi un bon et rapide excitant de la contractilité utérine ; enfin l'ergot, administré en temps convenable, préviendra l'inertie et toutes ses conséquences.

9° La cavité abdominale sera soigneusement lavée et détergée de tout le sang et de tout le liquide amniotique qui y ont coulé pendant l'opération, car la septicémie peut provenir de la décomposition de ces matières, même en très-petite quantité.

10° Quelques femmes meurent après l'opération césarienne d'un relâchement, d'une paralysie du muscle utérin, qui entraîne immédiatement l'hémorrhagie intra-abdominale et intra-utérine. Pour conjurer ce grave danger, pratiquer l'opération de bonne heure et sans le secours des anesthésiques. Quand l'opération a été retardée pour quelque raison que ce soit, appliquer des sutures métalliques (avec des fils d'argent) sur la plaie utérine.

11° Si le col de l'utérus n'est pas largement ouvert, et que l'on puisse craindre que l'écoulement des lochies, du pus ou du sang ne puisse se faire aisément par cette voie, laisser ouverte la partie inférieure de la plaie abdominale, et pratiquer des injections dans la cavité avec une solution diluée de chlorure de chaux, ou de *bromo-chloralum* (1 partie pour 50 parties d'eau froide).

12° Ne jamais employer le *catgut* pour les sutures utérines. Quand celles-ci se détachent, la blessure se rouvre et la malade meurt en quelques instants, ainsi que cela a été noté dans quelques-unes de nos observations.

13° Si la température de la chambre est élevée, on n'a pas à se hâter pour fermer la plaie; celle-ci peut être avantageusement laissée ouverte jusqu'à ce que l'utérus soit revenu convenablement sur lui-même, le sang complétement arrêté, et les parties détergées avec soin. Dans un cas, la plaie resta ouverte pendant plus d'une heure, et la malade guérit.

14° Quand le fœtus est mort avant l'opération, et surtout quand il a déjà subi un commencement de décomposition putride, il faudra éponger la cavité de la matrice avec soin et fermer la plaie de cet organe avec 5 ou 6 points de suture métallique. Il vaudra mieux en agir ainsi que de s'exposer aux graves dangers d'une hémorrhagie secondaire ou de l'irruption des lochies dans le péritoine. Deux fois, aux États-Unis, ces sutures de précaution furent appliquées dans des cas semblables, et deux fois les femmes furent sauvées et vivent encore.

XIII. — CONCLUSIONS.

On m'accordera, j'espère, que je viens de me livrer à une analyse consciencieuse des 100 observations que j'ai recueillies avec tout le soin possible. Ces observations ont-elles été présentées avec toute l'exactitude voulue ? Je le pense, et j'estime que mes calculs peuvent être considérés comme fondés ; toutefois je reconnais que d'ici de là il existe quelques imperfections, quelques points laissés dans l'ombre, qu'il aurait été important de combler, et pour lesquels j'ai écrit soit aux opérateurs eux-mêmes, soit à d'autres chirurgiens qui connaissaient les faits en question. Malgré tous mes soins, je n'ai pu arriver, dans beaucoup de cas, qu'à des renseignements relativement moins complets que ceux que j'aurais désirés.

Sans doute rien d'essentiel n'a été omis : la couleur de la femme, le résultat pour elle et pour l'enfant m'ont été directement ou indirectement rapportés avec exactitude. Mais j'aurais désiré, en outre, savoir exactement l'âge des femmes, la durée exacte du travail, l'état du pouls et de la température avant et après l'opération. Dans le-observations publiées aussi bien que dans celles qui m'ont été direcs tement communiquées, nous rencontrons trop souvent les mentions : *quelques heures, travail long et paresseux. plusieurs jours,* au lieu du chiffre exact du temps ; ce défaut d'exactitude est d'autant plus regrettable que, ainsi que nous le savons déjà, la vie dépend souvent ici d'une *mesure de temps.*

Il y a quelques années, je connaissais plusieurs succès réellement remarquables d'opération césarienne aux États-Unis, et d'autres résultats directement opposés. Je recherchai l'explication de cette différence, j'étudiai la question avec soin, j'élargis le cadre de mes connaissances, et j'arrivai ainsi à me former une opinion, qui a été de plus en plus corroborée par l'étude attentive de tous les faits, de toutes les observations relevées en Amérique.

Ces recherches m'ont en effet convaincu que nous sommes grandement en erreur aux États-Unis, en ce qui concerne l'intervention chirurgicale dans les différentes difformités pelviennes. Nous avons trop peur de l'opération césarienne ; nous nous laissons trop guider par les préceptes des accoucheurs anglais : ceux-ci basent leur conduite sur les statistiques de leur pays, basons la nôtre sur les statistiques américaines.

Oui, nous augmentons singulièrement la gravité et la mortalité de l'opération césarienne en retardant outre mesure le moment de notre intervention. Apprenons l'histoire de notre pays : sachons les heureuses suites des opérations faites à temps ; considérons l'enseignement qui en découle, et notre conduite en sera avantageusement modifiée.

L'intérêt que j'attache à ma statistique est très-grand : d'abord c'est un sujet d'humanité, car nous pourrons sauver un plus grand nombre de fois et la vie de la mère et la vie de l'enfant, si nous connaissons bien les enseignements qui en découlent ; et puis il est non moins intéressant de savoir, en dehors de toute préoccupation d'humanité, ce que l'on doit attendre d'une opération césarienne très-hâtive, modérément retardée, ou retardée jusqu'à ses dernières limites.

Voici les conclusions auxquelles je suis arrivé :

1° Une opération hâtive (ou pratiquée de bonne heure, *early*) aux États-Unis sauvera environ 3 femmes sur 4 (75 p. 100) et autant d'enfants.

2° Une opération moyennement retardée ne sauvera plus qu'une femme sur 3 (33 p. 100) et la moitié des enfants (ce calcul est basé sur les résultats observés sur 15 femmes, restées en travail pendant 18 à 44 heures).

3° Une opération franchement tardive, c'est-à-dire pratiquée de 2 à 15 jours et plus après le début du travail, entraînera la mort de 3, 4 et 5 femmes contre une, suivant les circonstances (la proportion des guérisons avec succès va donc en diminuant de 33 à 25, à 20 p. 100 et au-dessous).

J'aime à croire que, lorsque l'opération est inévitable, comme par exemple quand il existe un rétrécissement de moins de 2 pouces (5 centimètres et au-dessous), les délais et les retards apportés à l'intervention chirurgicale ne s'expliquent que par les retards apportés à la convocation de l'accoucheur ; j'aime à croire que si celui-ci, une fois appelé, n'agit pas tout de suite, c'est qu'il ne connaît point la valeur du temps, qu'il ne sait pas qu'une heure perdue peut être mortelle pour la mère et pour l'enfant. Qu'il soit convaincu de cette vérité, et nous verrons alors les succès aller en se multipliant pour le plus grand bien de l'humanité.

Le docteur Th. Radfort a dressé il y a quelques années la statistique de l'opération césarienne en Angleterre et en Irlande. En examinant avec soin les résultats auxquels il est arrivé, nous trouvons une différence notable avec ceux qui ont été obtenus aux Etats-Unis, même pour les opérations pratiquées de bonne heure. C'est ainsi que sur 20 observations, où le travail ne datait que de 5 à 18 heures, il n'y eut que 4 femmes sauvées : 16 enfants vécurent. Aux Etats-Unis, nous devons espérer une proportion plus grande dans le nombre des femmes guéries, 60, 70 et 75 p. 100 au lieu de 25 p. 100. La proportion des enfants vivants est la même dans les deux pays (de 75 à 80 p. 100). — (Les cas du docteur Radfort se décomposent ainsi : 4, rachitisme ; 9, ostéomalacie ; 2, exostose du sacrum ; 2, épithélioma du col ; 1, cancer du rectum ; 1, tumeur fibreuse du bassin ; 1, tumeur de la moelle. Furent sauvées les 2 malades atteintes d'exostose du sacrum, l'une des deux qui avait un épithélioma du col, et l'une des neuf qui étaient affectées d'ostéomalacie.)

Ainsi en Angleterre il meurt 1 femme sur 5 dans les opérations hâtives, alors que le résultat général de la statistique est de 1 sur 6 2/3 : c'est là un fait digne de remarque. Si nous étendons la limite du temps du travail à 24 heures, nous trouvons dans le même tableau du docteur Radfort 25 opérations avec 5 femmes guéries et 19 enfants sauvés, soit 24 et 76 p. 100, par rapport à 16 et 57 p. 100, qui est la moyenne de la statistique générale. Aux États-Unis, toujours dans la même limite de 24 heures, sur 25 femmes opérées nous devons espérer en sauver de 12 à 15, c'est-à-dire de 50 à 60 p. 100.

Il paraît résulter de là que les suites de la gastro-hystérotomie sont complétement différentes dans les deux pays. En Angleterre, comme chez nous, on attribue la grande mortalité de l'opération aux retards et aux délais : nous devons toutefois faire une différence. En effet, si toutes les opérations dans les deux contrées étaient pratiquées pendant les premières 24 h. de travail, je crois, d'après l'étude comparative des statistiques, que pour moins de 5 femmes sauvées dans la Grande-Bretagne, nous en aurions 10 aux États-Unis, la proportion des enfants vivants étant à peu près la même de part et d'autre, soit de 75 à 80 p. 100.

D'où provient cette différence? Nous ne saurions en rapporter la cause uniquement aux délais, ainsi que je viens de le montrer. Nous ne saurions guère non plus accuser la différence des maladies qui ont nécessité l'intervention : l'ostéomalacie est plus fréquente en Angleterre, mais les cas de rachitisme sont loin d'avoir amené des succès ; le cancer des organes pelviens ne paraît pas non plus avoir été une cause d'aggravation, puisque le quart des femmes qui en étaient atteintes a guéri. — Restent alors trois causes à invoquer :

1° La différence d'habileté de la part des chirurgiens : nous n'avons aucune raison ni aucune intention de nous y arrêter.

2° La différence de climat : il est évident que les brouillards et l'humidité sont une circonstance aggravante, et que sous ce rapport nous retirons un avantage notable de la sécheresse de notre pays.

3° La différence d'habitudes : nos femmes du peuple et de la campagne ne boivent pas de la bière et ne s'enivrent pas, comme celles d'Angleterre. Cette influence néfaste de la position sociale et des mauvaises habitudes des opérées est prouvée manifestement par les résultats de l'ovariotômie, qui sont aussi bons dans la Grande-Bretagne qu'aux États-Unis; or l'ovariotomie est surtout pratiquée dans les classes élevées de la société, là où ces mauvais instincts ne se rencontrent pas.

Ainsi, la différence des résultats est due à la différence de position sociale et à la différence des habitudes; l'humidité du climat, l'extrême pauvreté, la bière : voilà pour nous les causes de la plus grande mortalité de l'opération césarienne en Angleterre.

(La France sous ce rapport, n'a rien à envier à la confédération américaine. Notre climat est loin d'être humide, du moins dans la majeure partie du pays; la pauvreté des classes populaires n'atteint pas le degré extrême, qui est si commun dans les grands centres ouvriers du Royaume-Uni ; l'alcoolisme est très-rare chez les femmes, même des derniers degrés de l'échelle sociale; la bière n'est guère consommée qu'en Flandre. Nous pouvons donc soutenir, avec beaucoup de raison et de vraisemblance, que, les conditions générales des opérées étant à peu près semblables, les résultats devront l'être aussi, et que la proportion de 75 pour 100 de guérisons, donnée par notre auteur comme résultat des opérations hâtives, semblerait pouvoir être la même chez nous . Le passé ne paraît pas justifier notre déduction : à l'avenir de démontrer si elle est réellement fondée).

Les accoucheurs de Londres, se fondant sur les résultats obtenus chez eux, condamnent l'opération césarienne, et lui préfèrent de beaucoup la céphalotripsie. Cela ne nous étonne pas ; et, si nous nous trouvions placés dans les mêmes conditions qu'eux, nous serions certainement tentés d'avoir la même opinion. Il en est pourtant un petit nombre qui rejettent la céphalotripsie comme tout aussi dangereuse, et qui prônent l'opération césarienne, parce qu'elle tient compte de la vie de l'enfant, et qu'elle le sauve un grand nombre de fois. Si nous ajoutons que l'opération césarienne, pratiquée avec soin, avec promptitude, et dans de bonnes conditions hygiéniques peut aussi amener plusieurs fois le salut de la mère, nous nous demandons si cette dernière opinion ne doit pas être soutenue et encouragée, même en Angleterre.

[Ici se termine le mémoire du docteur Harris; nous croyons qu'il est utile et intéressant à la fois de le faire suivre du tableau synoptique qu'il a dressé lui-même des 89 premiers cas venus à sa .connaissance.

Sur ces 89 observations, 32 lui ont été communiquées par correspondance : les autres ont été publiées dans les différents journaux de médecine de l'Amérique; nous avons à dessein supprimé la colonne qui indiquait le journal où le cas avait été rapporté, afin de simplifier le tableau déjà pas mal surchargé de colonnes. Ceux qui voudront, après notre auteur, remonter directement aux sources n'auront qu'à se reporter aux numéros d'avril et de juillet de l'*American Journal of the medical sciences* (1).

Qu'il nous soit également permis de terminer cette traduction par l'énoncé du vœu suivant, par lequel le docteur Harris avait terminé aussi l'un de ses précédents mémoires :

« Que chaque chirurgien se tienne exactement au courant des progrès et des améliorations apportés à l'opération césarienne; qu'il connaisse particulièrement le grand avantage d'opérer aussi hâtivement que possible, quand il est appelé près d'une femme en travail; que chaque accoucheur tienne compte exactement de sa pratique, et qu'il sache apprécier les dangers comparatifs, dans le cas de rétrécissements du bassin, entre la craniotomie et la délivrance hâtive par l'opération césarienne. »

---

(1) Une lettre du Dr Harris (11 mars 1879) m'informe que sa statistique s'élève aujourd'hui à 108 cas. Cette augmentation, dit-il, vient confirmer davantage les conclusions que j'ai exprimées déjà.

TABLEAU RÉCAPITULATIF

DE 89 CAS D'OPÉRATION CÉSARIENNE AUX ÉTATS-UNIS

NUMÉROS.	ANNÉES.	LOCALITÉS.	OPÉRATEURS.	ÂGE.	COULEUR.	CAUSES DE DIFFICULTÉS.	TAILLE.	DIAMÈTRE ant-post.	RÉSULTAT pour la femme.
1	1822	Nassau.	La femme elle-même.	11	Métis.	—	—	—	Guérie.
2	1827	Newton.	Dr Richmond.	—	Blanche.	Occlusion vaginale, éclamp.	—	—	Guérie.
3	182.	Occoquan.	Un charlatan.	25	Mulâtre.	Occlusion de l'utérus.	—	—	Mort.
4	1832	N.-Northumber.	Dr Dougal.	—	Blanche.	Bassin déformé.	—	—	Mort.
5	1833	Columbiana.	R. Estep.	23	Brunette.	Id.	Petite,	Moins de 2 pouces.	Guérie.
6	1834	Columbiana.	R. Estep.	24	La même.	Id.	Id.	Id.	Guérie.
7	1831	Philadelphie.	Gibson.	25	Blanche.	Id.	4 p. 6 p.	2 pouces.	Guérie.
8	1835	—	Broocke.	31	Id.	Id.	4 p. 2 p.	1 1/2 p.	Mort.
9	183.	Garral.	J. Travis.	-	Id.	Occlusion vaginale.	—	—	Mort.
10	183.	Philadelphie.	Gibson.	28	Id. p. la 2e f.	Bassin déformé.	4 p. 6 p.	2 p.	Guérie.
11	183.	New-York.	Hoffman.	42	Id.	Id.	4 p.	1 1/2 p.	Guérie.
12	183.	N.-Orléans.	Sage-femme ivre.	—	Noire.	—	—	—	Guérie.
13	1840	Hamilton.	Dr Froomer.	-	Blanche.	Bassin déformé.	3 p. 6 p.	1 1/4 p.	Mort.
14	1845	Cortland.	Shipman.	41	Id.	Tumeur pelvienne.	—	—	Mort.
15	1845	Fredericburg.	Lewis.	35	Id.	Rigidité du col après péritonite.	—	—	Guérie.
16	1845	Kosciusko.	Herndon.	28	Id.	Bassin déformé.	Naine.	—	Mort.
17	1840	Thibodeaux.	Scudday.	5	Noire.	Exostose du sacrum.	—	1 1/2 p.	Guérie.
18	185.	Vernon.	Bford.	6	Blanche.	Exostose pelvienne.	—	—	Mort.
19	184.	Knox.	Somes.	35	Id.	Bassin déformé.	—	—	Mort.
20	1819	St-James.	Cottman.	—	Noire.	Exostose du bassin.	—	—	Guérie.
21	1819	Richmond.	Harvey.	-	Id.	Hernie ventrale de l'utérus après une gastrotomie.	—	—	Mort.
22	1849	Thibodeaux.	Scudday.	33	Id. p. le 2e f.	Exostose du sacrum.	—	1 1/4 p.	Guérie.
23	1850	Opelousas.	Bougal.	22	Id.	Bassin déformé.	—	—	Guérie.
24	1850	N. Bethléem.	Wilhem.	31	Id.	Id.	—	—	Guérie.
25	1851	Perry.	Schowalter.	18	Id.	Bassin petit et étroit.	—	2 p.	Mort.
26	1851	Bayou Sara.	Gorham.	23	Id.	Occlusion du col.	—	—	Guérie.
27	185.	Wilcox.	Nettles.	41	Id.	Tête engagée.	—	—	Guérie.
28	185.	Fayetteville.	Mallet.	21	Blanche.	Procidence du bras.	—	3 p.	Guérie.
29	1852	Oktibecha.	Merinar.	24	Noire.	Bassin déformé.	—	—	Guérie.
30	1853	Centreville.	Crawford.	17	Id.	Id.	3 p. 5 p.	1 1/4 p.	Mort.
31	185.	Oktibecha.	Meriuar.	25	Id. p. le 2e f.	Id.	—	—	Guérie.
32	1855	Eartville.	Smith.	25	Id.	Occlusion vaginale.	—	—	Mort.
33	1855	Monterey.	Ord.	30	Mexicaine.	Bassin déformé.	—	—	Mort.
34	1855	Corning.	Graves.	26	Blanche.	Id.	Naine.	1 p.	Mort.
35	1855	Oktibecha.	Merinar.	27	Noire (3e f.).	Id.	—	—	Mort.
36	1856	Richmond.	Mills.	23	Noire.	Id.	3 p. 9 p.	—	Guérie.
37	1856	Richmond.	Dreu.	19	Id.	Id.	Naine.	1 1/2 p.	Mort.
38	1856	Wilcox.	Gaillard.	19	Id.	Id.	—	—	Mort.
39	1857	N.-Orléans.	Langember.	—	Id.	—	—	—	Mort.
40	857	Counrill.	Melu'land.	20	Blanche.	Bassin déformé.	—	1 1/2 p.	Guérie.
41	185.	S. Francisco.	Couper.	30	Id.	Posit. occipito-postérieure avec enclavement de la tête.	—	—	Guérie.
42	1858	Laurenceville.	Shaffer.	28	Id.	Bassin infantile.	3 p. 2 p.	1 1/2 p.	Mort.
43	1860	Florence.	Stewart.	27	Id.	Enclavement du fœtus dans une présentation du tronc.	—	—	Guérie.
44	18.0	New-York.	Barker.	38	Id.	Exostose du sacrum.	—	2 p.	Mort.
45	1861	Hamburg.	Neuton.	35	Nolle.	Bassin déformé.	—	—	Guérie.
46	1861	Williamburg.	Hicks.	40	Id.	Enclavement du fœtus.	—	—	Guérie.
47	1862	Matamoras.	Cols.	—	Blanche.	Enclavement du fœtus par présentation du tronc.	—	—	Guérie.

CAUSES DE MORT DES FEMMES.	RÉSULTAT pour l'enfant.	CAUSES DE MORT DE L'ENFANT.	CONDITIONS DE LA FEMME au moment de l'opération.	DURÉE DU TRAVAIL avant l'opération.
—	Jumeaux Morts.	Manque de soins.	Travail naturel,	Peu d'heures.
—	Mort.	Section transversale des lombes.	En convulsions,	3½ heures.
Péritonite, suite d'indigest.	Mort.	Grossesse prolongée. Mort déjà ancienne.	Epuisement par la souffrance	Par intervalles durant 12 ou 13 mois.
Péritonite en 5 ou 6 jours.	Mort.	Craniotomie.	Epuisée par d'inutiles tentatives.	Plus de 24 heures.
—	Mort.	Décapitation.	Epuisée; petite rupture de l'utérus.	Travail faible et long.
—	Mort.	Pressions utérines : position transverse.	Epuisée.	Travail faible et long.
—	Vivant.	—	Bon ; 80 puls. après l'opér.	Membranes intactes.
Péritonite,	Mort.	Press. utérines : travail long.	Fièvre violente (112 p.).	3 jours et demi.
Bien jusqu'au 5e jour. Mourut de péritonite au 8e.	Vivant.	—	Grandes souffrances et épuisement.	Plus de 2 jours.
—	Vivant.	—	Bon. Membranes intactes.	10 heures.
—	Vivant.	Mourut peu après.	Pouls bon, avant, pendant et après.	24 heures.
—	Vivant.	—	Travail naturel.	Moins de 24 heures.
Péritonite au 2e jour.	Vivant.	—	Faiblesse excessive.	Moins de 24 heures.
Epuisement en 1 heure.	Mort.	Press. utérines : trav. prol.	Epuisement considérable.	Plusieurs jours.
—	Mort.	Putride.	In extremis. Sauvée par les adhérences utéro-abdom.	Plusieurs semaines.
Péritonite en peu de jours.	Vivant.	—	Epuisée.	30 heures.
—	Vivant.	Mourut peu après de faiblesse.	Bonnes conditions.	12 heures.
Au 3e jour de péritonite (f).	Mort.	Press. utérines : trav. prol.	Face décomposée, 110 p.	12 heures.
Au 2e jour. Cause inconnue.	Vivant.	Mourut 3 jours après.	Epuisée.	36 heures.
—	Mort.	Craniotomie.	Epuisée.	Plus de 24 heures.
En 3 semaines, « Fièvre irritative. »	Vivant.	Mort 10 jours après.	Faiblesse. Douleurs violentes et après.	Quelques heures.
—	Vivant.	—	Bonnes conditions.	Quelques heures.
—	Mort.	A la suite d'un travail prol.	Froide, épuisée : in articulo mortis.	Plus de 2 jours.
—	Mort.	A la suite d'un travail prol.	Douleurs violentes et contin.	2 jours.
Convulsions et épuisement en 15 heures.	Mort.	A la suite d'un travail prol.	Convulsions.	72 heures.
—	Vivant.	—	Epuisée (trop de retard).	48 heures.
—	Vivant.	Mourut au bout de 4 mois.	Bonnes conditions.	15 heures.
—	Mort.	Pressions utérines dans une position transversale.	Epuisement et fièvre intense.	3 jours.
Epuisement après 4 heures.	Mort.	Suite d'un travail prolongé.	Id.	50 heures.
—	Vivant.	—	Douleurs fréq. et violentes.	Membranes intactes.
Epuisement après 6 jours.	Vivant.	—	Epuisée.	2 jours.
—	Mort.	Nou à terme et difforme.	Epuisée.	—
En 8 jours; perforation du vagin en cinq endroits, par suite de craniotomie.	Vivant.	Vivait encore en 18..	Epuisée.	4 jours.
Au bout de 4 j. par péritonite.	Vivant.	—	Douleurs fréquentes, 85 p.	Peu d'heures.
—	Vivant.	—	Bonnes conditions.	4 heures et demie.
Convulsions 2 heures après; mort au 4e jour.	Vivant.	—	—	—
En 36 heures d'épuisement.	Mort	Suite d'un travail prolongé.	Très-épuisée.	2 ou 3 jours.
—	Vivant.	—	Bonnes conditions.	—
Opération non justifiée.	Mort.	Pressions utérines.	Epuisée par un long délai.	Opération hâtive.
De péritonite en 63 heures.	Mort.	Craniotomie.	Epuisée par le travail et 3 heures de craniotomie.	42 heures.
—	Mort.	Enclavement dans le bassin. (Vivait encore en 1871.)	Fatigue et épuisement.	33 heures.
De péritonite en 37 heures.	Vivant.	—	Fièvre violente avant l'op.	2 jours.
—	Vivant.	—	Bonnes conditions.	5 ou 6 heures.
—	Mort.	Enclavement dans le bassin.	Fatigue et épuisement.	4 jours.
—	Mort.	Enclavement dans le bassin.	Fatigue et épuisement.	Opération retardée.

N°	ANNÉES	LOCALITÉS	OPÉRATEURS	ÂGE	COULEUR	CAUSES DE DIFFICULTÉS	TAILLE	DIAMÈTRE	RÉSULTAT pour la femme	CAUSES DE MORT DES FEMMES	RÉSULTAT pour l'enfant	CAUSES DE MORT DE L'ENFANT	CONDITIONS DE LA FEMME au moment de l'opération	DURÉE DU TRAVAIL avant l'opération
48	1852	Saint-Louis.	Dʳ Pope.	32	Blanche.	Providence du bras.	—	—	Mort.	Épuisement en 12 heures.	Mort.	Enclav. dans le bassin; ergot.	Très-épuisée.	26 heures.
49	1862	Hamburg.	Dickinson.	27	Noire.	Bassin déformé.	—	—	Mort.	Péritonite; ovaires enlevés.	Vivant.	—	Scrofule et fièvre intermitt.	14 heures.
50	1853	Jefferson.	Conway.	—	Id.	Fibrome pelvien.	—	1 1/2 p.	Guérie.	—	Mort.	Cause inconnue.		
51	1855	P. Washington.	Schull.	38	Blanche.	Tumeur utérine volumineuse.	—	—	Mort.	—	Vivant.	—		
52	1856	Burnt Corn.	Fowler.	33	Noire.	Présentation de l'épaule gauche.	—	—	Guérie.	On employa les irrigations.	Mort.	Pressions utérines.	Épuisée; membranes rompues dès la 1ʳᵉ douleur.	60 heures.
53	1866	West Cherter.	Fisher.	50	Id.	Présentation de l'épaule : enclavement.	—	—	Mort.	Épuisement au 3ᵉ jour.	Mort.	Pressions utérines.	Frostration considérable.	Très-retardée.
54	1867	Pittsfield.	Greene.	28	Id.	Bassin déformé.	—	M. de 2. p.	Guérie.	—	Vivant.	—		20 heures.
55	1867	Richmond.	Mills.	34	Id.	Id.	3 p. 9 p.	—	Mort.	En 5 jours d'une antéro-péritonite préex.	Mort.	Avant terme et difforme.	Dysentérie depuis le 3ᵉ mois.	Près de 2 jours.
56	1867	N. Haven.	Tounsend.	18	Id.	Id.	—	1 1/2 p.	Guérie.	(Sutures utérines.)	Vivant.	—	Douleurs rares.	62 heures 1/2.
57	1868	Mobile.	Gilmore.	19	Id.	Id.	—	1 1/4 p.	Mort.	Péritonite en 60 heures.	Mort.	Pressions utérines.		Plus de 2 jours.
58	1868	N.-Orléans.	Buckell.	23	Créole française.	Occlusion du vagin et du col.	—	—	Guérie.	(Sutures utérines).	Mort.	Craniotomie.	Anxiété générale, inertie, 140 p.	20 jours.
59	1869	Aberdeen.	Sale.	12	Noire.	Grossesse intra et extra-utér.	—	—	Mort.	Septicémie.	2 vivants.	—	Fièvre et faiblesse excessives.	Douleurs depuis 15 j.
60	1869	Philadelphie.	Atlee.	31	Blanche.	Bassin déformé.	—	2 p.	Mort.	Obstruction intestinale.	Vivant.	—	Favor., membranes intactes.	Peu d'heures.
61	1869	Edgefield.	Hill.	32	Noire.	Occlusion complète du vagin.	—	—	Guérie.	(Se lève au 11ᵉ jour.	Vivant.	—	Épuisée, flat. recto-vag, anc.	56 heures.
62	1869	Ann Arbor.	Sager.	33	Blanche.	Bassin déformé.	3 p. 6 p.	1/2 p.	Mort.	Du choc en 20 heures (sutures utérines).	Vivant.	—	Faible et phthisique, membranes intactes.	8 ou 9 heures.
63	1859	Baltimore.	Butler.	26	Noire.	Id.	—	2 p.	Mort.	En 3 jours de péritonite.	Mort.	Craniotomie; déjà en putréf.	In extremis.	Travail très-prolongé.
64	1870	Kingsbridge.	Paluel.	40	Blanche.	Id.	—	2 1/4 p.	Mort.	Métro-péritonite en 43 h.	Vivant.	—	Épuisement considérable.	45 heures.
65	1870	Portland.	Forster.	40	Id.	Éclampsie et stricture du col.	—	—	Mort.	En 60 h. de mal de Bright.	Vivant.	(Mourut peu de jours après.)	Convulsions.	2 semaines.
66	1871	Albany.	Quaekenbash.	30	Id.	Bassin déformé.	Naine.	—	Mort.	En 72 h. de péritonite.	Mort.	Craniotomie.	Épuisement considérable.	3 jours.
67	1872	Fond du Lac.	Griffin.	31	Id.	Fibrome utérin sous-péritonéal.	—	—	Mort.	Hémorrhagie et épuisement peu après.	Mort.	En putréfaction.	Épuisement considérable.	Pas de travail distinct gr. prol. de 1 mois.
68	1875	Portsmouth.	Kline.	33	Id.	Exostose du sacrum.	3 p. 11 p.	7/8 p.	Guérie.	—	Vivant.	—	Épuisée.	33 heures.
69	1876	Sagenha.	Barber.	17	Id.	Bassin déformé.	3 p. 4 p.	2 p.	Mort.	En 6 j. de piélo-péritonite.	Vivant.	—		Opération hâtive.
70	1876	Scottsburg.	M. Coy.	40	Id.	Rigidité du col; adhérences du vagin.	—	—	Mort.	D vomissements en 33 h.	Vivant.	—	Convulsions.	2 jours 1/2.
71	1877	Détroit.	Jencks.	24	Id.	Présentation de l'épaule et bassin déformé.	—	—	Guérie.	(Sutures utérines.)	Mort.	(Paraissait mort depuis peu).	Épuisée par la lenteur du travail.	7 jours.
72	1875	Tolede.	Tungren.	19	Id.	Bassin déformé.	—	—	Guérie.	—	Vivant.	—	Bonnes conditions.	7 heures.
73	1831	Ascension.	Prévost.	29	Noire.	Id.	—	2 1/4 p.	Guérie.	—	Vivant.	—		50 heures.
74	1832	Ascension.	Cottman.	20	Id.	Id.	—	—	Guérie.	—	Vivant.	—		72 heures.
75	1857	Florence.	Hewart.	19	Id.	Id.	—	1 1/4 p.	Mort.	De choc en 10 heures.	Mort.	—	Épuisement considérable.	1 jour.
76	1859	S. Bloomfield.	Thompson.	32	Blanche.	Adhér. du vagin et du rectum.	—	—	Guérie.	—	Vivant.	—	Convulsions.	6 heures.
77	1860	New-York.	G. Thomas.	26	Id.	Convulsions.	—	—	Mort.	Avant la fin de l'opération.	Mort.	Convulsions.	A la dernière extrémité.	Travail long.
78	1866	Ascension.	Claverie.	30	Noire.	Difforme et estropiée.	—	—	Mort.	Du choc en peu d'heures.	Mort.	—	Épuisée.	3 jours.
79	1867	New-York.	Finnell.	29	Blanche.	Tumeur du bassin.	—	2 p.	Mort.	Épuisement en 48 heures.	Vivant.	—	Épuisée.	4 jours.
80	1868	New-York.	Finnell.	—	Id.	Id.	—	—	Mort.	Épuisement en 48 heures.	Mort.	Pressions utérines.	Sans trace de pouls.	4 jours 1/2.
81	1869	New-York.	Finnell.	16	Noire.	Bassin déformé.	—	1 7/8 p.	Mort.	Hémorrhagie et épuisement.	Mort.	Id.	Convulsions.	36 heures.
82	1871	Légonier.	Dermy.	—	Blanche.	Difforme et occlus. du vagin.	—	—	Mort.	Au 3ᵉ j. par imprudence (?).	Mort.	Id.	Épuisée.	2 jours.
83	1872	N. Bethléem.	Stout.	33	Id.	Bassin déformé.	—	—	Mort.	Épuisement en peu d'heures.	Mort.	Id.	Tentat. de version et de cran.	10 à 15 heures.
84	1874	New-York.	G. Thomas.	30	Id.	Tumeur fibreuse.	—	—	Mort.	Péritonite en 3 jours.	Mort.	Id.	A l'article de la mort.	15 jours.
85	1874	N. Haven.	M. Cormack.	44	Id.	Bassin déformé.	—	—	Mort.	De métrite en 26 heures.	Mort.	En décomposition.	Épuisée.	3 jours 1/2.
86	1875	Lancaster.	Grove.	30	Id.	Id.	3 p.	—	Mort.	Épuisement en 51 heures.	Vivant.	—	Épuisée; 140 puls.	Plusieurs jours.
87	1875	N. Haven.	Bacon.	36	Noire.	Bassin déformé; rachitique.	—	1 1/2 p.	Mort.	Métrite purulente, 55 h.	Mort.	Pressions utérines.	Épuisée; essai de version et de forceps.	Plusieurs heures.
88	1877	Cincinnati.	Walton.	19	Blanche.	Bassin déformé p. coxalgie.	—	3 1/2 p.	Mort.	D'épuisement au 5ᵉ jour.	Vivant.	(Mourut le 3ᵉ jour.	Conditions paraissant bonnes.	3 heures.
89	1875	Philadelphie.	Curtin.	20	Noire.	Bassin déformé; rachitique.	Naine.	2 p.	Mort.	Au 7ᵉ j.; plaie utérine non fermée, traces de périton.	Vivant.	—		

TOTAL. — Blanches. 48 — Noires.... 41 — Bassins déformés. 48 — Naines. 19 — Guéries, 38 — Mortes, 51 — Vivants.. 43 — Morts.... 46 — Opérations faites à temps. 19 — Femmes sauvées........ 14 — Enfants sauvés............ 16

Paris. — Typ. A. PARENT, rue Monsieur-le-Prince, 29-31.